長生きするのに薬はいらない

「治る力」を引き出す免疫力の高め方

薬剤師・栄養学博士
宇多川久美子

青春出版社

はじめに――薬剤師がたどり着いた、薬がいらない生き方

高血圧には血圧降下剤、脂質異常症にはコレステロール低下剤、骨折して寝たきりにならないためには骨《こつ》粗《そ》鬆《しょう》症《しょう》治療薬……長年薬剤師として働いてきた私は、多くの方々にこうした薬を処方してきました。

そんな私が「薬を使わない薬剤師」として活動するようになったのは7年前のことです。

大学で薬学を学んだ私は、患者さんに薬を出す一方で、自分自身も薬の効果を信じて飲み続けてきました。頸椎《けいつい》のずれからくる慢性的な肩こりと頭痛に悩まされ、薬の飲みすぎで胃潰瘍になり、増えに増えた薬は1日17錠。薬なくしては仕事も家事もままならない毎日を送っていました。しかしあるとき、

「薬に頼らなくても健康になれるのではないか」

「むしろ薬を飲まないほうが元気で長生きできるのではないか」

と、薬の存在そのものに疑問を持つようになりました。そうして薬に変わる健康法を学

ぶなかで、私自身が薬を手放すとともに、薬に頼らなくても元気に長生きしている方々に出会い、この考えは正しかったのだと確信したのです。

ほとんどの方は、

「薬を飲めば、不調が楽になる」

「薬を飲めば、健康を保てる」

と思って飲んでいるのではないでしょうか。

では、薬を飲めば本当に身体は楽になるのでしょうか？

「薬」という字は、「くさかんむり」に「楽」と書きます。「くさかんむり」、つまり食べることができる木や草や実などの身近な食材こそ、身体を楽にする効果があると考えられてきたのです。

今の薬は化学合成された「クスリ」であって、決して身体を楽にする「薬」ではありません。そういった意味で、私は「クスリ」には症状を抑える力はあっても、病気を治す力はないと考えています。

とはいえ、風邪をひいたときにカゼ薬を飲んだらカゼが治った、という経験をしている方はたくさんいると思います。しかし、病気を治したのは「クスリ」ではなく、実はあなた自身なのです。

私たちの身体には、病気に対抗する「免疫力」が備わっています。この免疫力を引き出すことこそが、健康長寿の最大のカギなのです。

これから詳しくお話ししますが、むしろ「クスリ」を飲むことは身体にとって逆効果です。なぜなら、化学的に合成された「クスリ」は、免疫力を低下させてしまうからです。

だからといって今すぐ薬を飲むのをやめろというわけではありません。その症状が出たり病気になったのには、ストレスや過労、食べすぎ、運動不足など、何か思い当たる原因があるはずです。そこに立ち返り、身体の声を聞きながら、自分の「免疫力」を妨げているものに気づくことが大切なのです。

私は現在ウォーキング教室を主宰していますが、「薬ではなく自分の身体を頼りにする」と決めた方は、薬を減らし、あるいは手放し、元気にいきいきと毎日を送っています。これは、何歳からでも可能なのです。

この本との出会いが、薬に頼らない生き方への第一歩を踏み出すきっかけになることを願っています。

『長生きするのに薬はいらない』●目次

第1章 長生きする人は、なぜ薬を飲まないのか？

第3章 筋肉を使えば100歳からでも若返る！

第4章 薬剤師が教える「薬に変わる」習慣

本文イラスト　植木美江
本文ＤＴＰ　センターメディア
編集協力　樋口由夏

第1章

長生きする人は、なぜ薬を飲まないのか?

元気な高齢者は薬嫌い

日本は長寿の国といわれて久しく、２０１３年の日本人の平均寿命は男性が80・21歳、女性は86・61歳になっています。いずれも過去最高を更新し、男性がはじめて80歳を超えました。国際的な比較では、女性は２年連続世界一。男性は前年の５位から４位に上昇しました。

もちろん、長寿であることはすばらしいことだと思います。ただしこれは、〝本当に健康ならば〟という条件つきでの話です。

本当に大切なのは、いかに健康寿命が長いかということなのです。

健康寿命というのは、介護を受けたり寝たきりになったりせずに、自立した日常生活を送ることのできる期間のこと。問題なのは健康寿命と平均寿命との差です。

たとえば２０１０年の「健康日本21」におけるデータでは、男性の平均寿命が79・55歳に対して健康寿命は70・42歳、女性の平均寿命86・３歳に対して健康寿命は73・62歳。つまり、男性では９・13年、女性では12・68年もの差があるのです。

これでは、平均寿命が延びれば延びるほど、人生の最後の最後を不健康な状態で生きる年数が長くなるということにもなりかねません。

だから私は、「日本が今年も長寿世界一を維持しました」といって喜んでいるのは少し違う気がするのです。

「平均寿命」の求め方も、実は世界共通の算出方法で公表されているわけではなく、また平均寿命は0歳の子どもが何年生きられるかという平均余命を予測した数値にすぎません。

私が薬剤師として勤務していた頃、高血圧など生活習慣病の薬を飲み続けている患者さんが、「この薬のおかげで長生きできているよ」などとうれしそうに話している姿をよく見かけました。養生することはもちろん大切ですが、やはり病院に通っている人というのは、元気な感じはしないものです。たしかに長生きできているかもしれないけれど、ハツラツとした印象は受けません。

どうせ生きるなら元気でハツラツと、人生を楽しんで長生きしたいですよね。

一方で薬に頼らなくても、いえ、薬に頼らないからこそ、健康長寿そのものといった方々はたくさんいらっしゃいます。

たとえばご存じの方も多いと思いますが、100歳をすぎても元気な姿で話題になった双子の姉妹、きんさんぎんさん。姉のきんさんは当初、自力で歩くことができず、出歩くことはめったになく、外出時にはおんぶをされていたそうです。ところが妹のぎんさんが歩く姿を見て一念発起。100歳をすぎてから筋トレをはじめて、見事に自力で歩けるようになったのです。

私の師匠であり最も尊敬する先生でもある〝薬を使わない、注射をしない小児科医〟の真弓定夫先生は、ご自身ももちろん薬は飲みません。一昨年、倒れられるまで唯一病院にかかったのは、5歳のときの歯医者のみだそうです。親に無理やり連れて行かれたそうで、今もそれを後悔しているというのも笑い話のひとつ。83歳になる今も、小児科医院で子どもたちを診ながら、精力的に自然流育児や健康法を提唱、実践されています。

また、この本のなかで紹介していきますが、私が主宰しているウォーキング教室の生徒さんでも、薬いらずで毎日元気に過ごしている高齢者の方はたくさんいます。

薬を飲むことで健康を維持しているという方もいるかもしれません。でも本当に元気で人生を楽しみたいなら、薬を飲まなくてもいい、いいえ、むしろ必要のない薬は飲まないほうがいいのです。

薬の飲みすぎが、かえって老化を早める！

薬に頼らずに健康長寿を手に入れる、というお話をしましたが、このいい方はまだまだやさしいほう。

実は、薬を飲みすぎることで、老化を促進してしまうことになるといったら、驚かれるでしょうか。

私たちが口にしている食べものは、体内に入ると吸収しやすいように消化され、分解されます。そして分解された栄養素はエネルギーとなります。そしてこのエネルギーは体内で無駄なく代謝されていきます。

私たちが口にするものをエネルギーに変え、代謝するには「酵素」が必要になります。詳しくはこの後に説明しますが、酵素は生命活動のカギを握るもの。

では、薬が体内に入ったときはどうでしょうか。

やはり、食べものと同様に体内で分解され、代謝されていきますが、この過程で食べものに比べ、大量の酵素が無駄に使われてしまいます。酵素不足は、老化を早めてしまうことになるのです。

では、なぜ薬を飲むと大量の酵素が使われてしまうのでしょうか。薬が老化を促進してしまう理由をお話ししましょう。

理由1 薬は身体にとって異物

薬を飲むとき、ほとんどの方は「今の症状を改善したい」「病気を治したい」と思って飲むでしょう。

何を当たり前のことを、と思われるでしょうか。ここで私がことあるごとに伝えていることをお話ししたいと思います。

薬とは人工的につくられた合成品であり、身体にとって異物であるということです。

私たち人間は生き物であり、自然そのものです。

私たち人間が古来から口にしている食べものなら、どうやって分解すればいいのか、身体は知っています。

でも、化学合成品である薬の場合、人間の身体は、それをどうやって体内で分解するかということを長年の知識として持ってはいないのです。

薬を身体に入れるということは、身体にとって負担がかかることなのです。合成品であるにもかかわらず、私たちはそれに「薬」という名前がついた瞬間に、「いいもの」だと思ってしまいます。「お医者さんが出してくれたものだから間違いない」と、何も疑わずに化学合成品を口にしてしまっているのです。

たとえば頭が痛いときに頭痛薬を飲めば痛みがなくなります。このように〝薬が効く〟ということは、薬という化学合成品を体内に入れて起こった化学反応です。

それでも、頭痛に悩まされる方は、「頭痛が治まったんだからよかった」と思うことでしょう。

でも、ものには光と影があります。痛みがなくなったという光があれば、必ず影の部分があるということ。

よく考えてみてください。頭痛薬は、頭の痛みだけに作用するものでしょうか。

薬とは、身体のなかでよい作用をもたらす一方で、一歩間違えれば毒にもなります。副作用のない薬はないのです。

私たちの身体は1人ひとり違います。それどころか、同じ人であってもそのときによって体調が違い、薬に対する感受性も違います。Aさんには支障のない薬が、Bさんには合わないといったことも当然起こります。

薬を飲んだときに私たちの身体のなかでどのような化学反応が起こるかは、実は誰も知ることはできないのです。

薬を1種類しか飲まないという方は少ないのではないでしょうか。何種類かの薬を飲めば、薬同士がどのような化学反応を起こすのかわからないということになります。薬と薬の組み合わせは無限大にあり、その1つひとつの化学反応までは知る由《よし》もありません。

薬を飲むということは、思っているほど単純なものではないのです。

理由2　薬を飲むと、酵素が減る

私たちの体内に薬という化学合成品が入ると、体内にある「酵素」がたくさん使われます。

酵素ジュースや酵素ダイエットなど、最近「酵素」が注目されていますが、酵素とは、食べものを消化するときや、アルコールを分解するときなど、身体のなかでAのものをB

に変換するときに必要なもの。

つまり酵素は、身体のなかで起こる化学反応に対して、触媒として機能する分子であり、人間の生命活動には欠かせないものなのです。

食べものと同じように、薬が体内に入ったときも、酵素が使われ、消化・吸収されます。ただ、食べものと違うのは、すでにお話ししたように薬が異物だということ。

異物である薬が体内に入ると、身体はそれを解毒しようとします。解毒とは、異物を分解して毒性のない状態にすること。肝臓で酵素を大量に消費して解毒してくれるのです。解毒するものがたくさんあれば、それだけ肝臓を酷使することになり、肝臓も疲弊してしまいます。

体内にある酵素には大きく分けて2つの働きがあります。

ひとつはすでに述べたように体内に入ったものを消化・吸収するための「消化酵素」。もうひとつは身体を正常に働かせるために働く「代謝酵素」です。

大量の酵素が使われてしまうケースとして、わかりやすい例が「白髪」です。

酵素が正常に働いて代謝がいいと、髪もツヤツヤしているはずです。実は髪の毛は、体調をよくあらわす部分で、疲れていると髪の毛がパサついたり、逆に恋をしていると髪にツヤが出たりします。

「一夜にして髪が白髪になった」という話を聞いたことがありませんか。実際は黒髪が一瞬にして白髪になるということはなく、次に生えてくるところが白髪になるということなのですが、このようなことは実際起こるものなのです。

髪の毛はメラノサイトという色素細胞からつくられますが、チロシナーゼという酵素の働きで黒色のメラニンを生成します。

酵素は、実はストレスにとても弱いのです。

一夜にして白髪になるのは、何か大きなストレスがかかったとき。白髪になるのは、色素がなくなってしまったからではなく、ダメージを受けたために酵素の量が減ってしまったからなのです。

私たちは酵素とストレスの関係は知らなくても、白髪の人を見て「ご苦労されているのかな」と自然に思ってしまいますが、これは間違いではないのです。

私たち人間が薬を飲むということも、実はストレスです。薬を体内に入れることで酵素を大量に使っているうえに、ストレスにもなっている、つまり二重の意味で酵素を減らしてしまっているのです。

ちなみに、ストレスと同様に酵素が苦手としているものは「熱」。よく、酵素をとるのに「生野菜」「フルーツ」など「生」のものからとりなさいといわれます。それは食物にある食物酵素が熱を加えることでなくなってしまうからなのです。

理由3 薬を飲むと、体温が下がる

身体を正常に働かせるために働く「代謝酵素」の話をしましたが、薬を飲むことによって酵素が大量に使われてしまうと、当然のことですが代謝が悪くなります。代謝が悪くなると、血行も悪くなり、結果として体温が下がります。

薬を飲むと身体が冷える気がするという人もいますが、これも当然のこと。

たとえば痛み止めを飲んだとしましょう。

ドクン、ドクンといった痛みがあるとすれば、それは血管が怒張《どちょう》して（ふくれて）神経を圧迫しているから痛いわけです。痛みを止めるには、逆に血管を収縮させればいいということになります。血管が収縮すれば当然、血流は悪くなります。血流が悪くなれば、体温は下がります。

だから薬を飲むと身体が冷えてしまうのです。

もしこのような薬を常用していたとすれば、体温は下がっていくでしょう。

痛み止めを常用していた人が飲むのをやめたら、体温が35度台から36度台になったというのは、よく聞く話です。身体が冷える原因が、まさか薬にあったとは思いませんよね。

たとえば「血行をよくする薬はどうなのですか？」と聞かれれば、たしかに薬を飲んだときは血行がよくなるでしょう。でもそれは、見えている主作用にすぎないのです。

薬を飲んで血行がよくなったからといって、その人の身体が血行のいい身体に変わったわけではありません。血行がよくなったのは、薬を飲んだそのときだけの話。

血行をよくする薬であっても、体内では代謝をして解毒をするという作業をしています。すると血行は悪くなります。

血行が悪くなるから、もっと血行をよくする薬をたくさん飲まなくてはいけなくなります。だから薬が一生手放せなくなってしまうのです。

血行をよくする薬を飲んで、血行が悪くなってしまうのは、おかしな話ですよね。薬は常にいい作用と同時にリスクと隣り合わせということなのです。

理由4 薬を飲むと、免疫力が下がる

人間にはもともと、病気にならないように予防する力、病気になっても病気を治してしまう力が備わっています。これが免疫力です。

カゼをひいたとき、「免疫力が下がっているから……」といったりしますが、もともと大人も子どもも、病気を予防し、病気と闘う免疫力が備わっています。この免疫力を十分に働かせることが、私たちの健康に大きくかかわっているのです。

先ほど薬を飲むと体温が下がると説明しましたが、体温が1度下がると、免疫力は30％低下するといわれています。さらに基礎代謝が12％下がり、体内酵素の働きも50％低下するという報告もあります。

逆にいえば、免疫力をアップさせるには平熱を上げることが大切です。

体温が上がると、免疫力は確実に上がります。その理由は、免疫力には血液が深くかかわっているからです。

体温が上がると血行がよくなります。血液は私たちの体内を巡り、約60兆個ある細胞に

酸素や栄養を届け、代わりに老廃物を受け取る役目をしています。

そして血液のなかには免疫機能を持った白血球が存在しています。免疫力の正体は白血球にあるのです。

白血球には24時間、血液のなかを漂い、体内に異物がないかパトロールしている顆粒《かりゅう》球《きゅう》やマクロファージと、必要に応じて働くリンパ球があります。この白血球のおかげで、私たちは身体に入った異物を処理したり、闘って撃退したりすることができるのです。

カゼなどのときに熱が上がるのは、リンパ球の活動を活発にして、免疫力を高めようとしているからです。

その白血球（免疫細胞ともいいます）が最も多く存在する場所は腸です。腸には免疫細胞の約7割が存在するといわれています。

腸内環境が悪くなれば、免疫力は下がってしまいます。

たとえば抗生物質を飲んだときに、下痢をするなど、おなかを壊してしまったという方もいるのではないでしょうか。

抗生物質は細菌を殺す薬です。ということは、腸内細菌もダメージを受けてしまうということ。抗生物質を飲むとおなかを壊すのは、当たり前の副作用ではなくて、腸内環境を悪くしているという事実なのです。抗生物質を処方されるとき、整腸剤などが一緒に処方されることが多いのはこのような理由からです。

同様に、鉄剤を飲んだときは便秘になる人が多いのですが、これも同じで、薬を飲むことで腸内環境が悪くなっているのです。

つまり、薬を飲んですぐに影響が出るのは腸ということ。腸内環境が悪くなれば、免疫力低下につながるのは自明のことでしょう。

ただし、私はすべての薬を否定しているわけではありません。急性の症状で、すぐに症状を抑えるべきものに対しては、積極的に使うことも必要です。

今まで説明してきたことを改めておさらいしましょう。

薬は異物である↓異物であるものを代謝するときに大量の酵素が使われる↓酵素が使われると代謝が下がり血行が悪くなる↓体温が下がる↓免疫力が下がる――という話でしたね。

病気を治すために薬を飲んだら、免疫力が下がってしまうというのは、矛盾しているようですが、事実なのです。

「病院は薬をもらいに行くところ」は思い込み

みなさんは病院に何の目的で行きますか？

「病気を治してもらいに行く」「今の不調を改善するために行く」という回答がほとんどだと思います。では、もう少し突き詰めて聞いてみましょう。

病気を治すため、不調を改善するために、病院で診てもらったとします。目的は、本当にそれだけですか？

実は、「病院に薬をもらいに行く」という人がとても多いのではないかと思います。

もしも診察してくれた医師が、「薬は出しませんからお大事に」とあなたに告げたらどうでしょう。

「薬がもらえなかった。どういうことだ？」「何のためにわざわざ病院に来たんだ」と思ってしまう方が多いのではないでしょうか。病院に行って、薬を出されないと何となく損したような気分になってしまうのではないでしょうか。

2時間待って、3分診療のあと薬局で30分待つ、ということもざらにあると思います。

そのときに出てきた薬がたった1種類だけだったら、「こんなに長く待って、薬はこれだけ？」と捨てゼリフのひとつもいいたくなるでしょう。

私が薬剤師として勤務していたときも、薬の量が少ないとあからさまにがっかりされる患者さんがたくさんいらっしゃいました。薬は病院からのお土産のように思っている方が多いのかもしれません。薬が少ないことはいいことだ、と思えなくなっているのです。

今の時代、ほとんどの人が3割を負担すれば薬がもらえます。

たとえばカゼをひいたときに市販薬を買いに行こうかと思ったときでも、「薬局に買いに行くよりも病院に行きなさい」というのはよく聞く話。薬局で薬を買うよりも、病院で処方してもらったほうがよく効くし、お得と考えるからでしょう。

子どもであればなおさらで、多くの自治体で医療費は無料ですから、「病院に薬をもらいに行く」ということが半ば常識になっている状況です。

私が薬局の窓口でよく見かけたのが、おにぎりをつくって水筒を持って、おしゃべりに花を咲かせていた数人のお年寄りの姿でした。

そこでは、笑い話のようですが「あれ、今日は○○さんが来ないけど、病気かしら？」などと会話しているのです。

「眼科に行って内科に行って、午後は整形外科に行って、忙しくて仕方がない」などと、嬉々《きき》として話しているお年寄りもいました。それが生きがいになっている部分もあるので、一概に否定はできないのですが、少しでも具合が悪くなったら病院に行き、そこには必ずお土産のようにもれなく「薬」がついてくるという仕組みはどこか不自然です。

私には、この仕組みこそが、「病気は薬が治してくれる」という思い込みを生み出しているように思えてならないのです。

「薬教」「病院教」の信者になっていませんか？

薬は異物であるために、身体にいい作用をもたらす光の部分と、毒にもなる影の部分があるという話をしました。

でも多くの方は、「病院で処方された薬だから安心」だと思って飲んでいると思います。

食べものに関しては、添加物や合成化合物などを気にする方は増えてきています。食材の産地を気にしたり、賞味期限や消費期限を気にしたりする方も多いでしょう。

ところが、薬に対しては「合成品だから安易に口にするのはやめよう」とはならないようで、薬に関してはみなさん寛大なようです。

寛大というよりは、とくに日本人は「薬教」「病院教」の根強い信者なので、疑いもしないというのが事実でしょう。

幼い頃から病気になれば病院に行き、薬を処方され、「病気を治してもらった」という意識が強いはずですから、仕方のないことです。

言葉は悪いのですが、信者というのは、自分が洗脳されていることにまったく気がついていません。自分が信者であることにすら気がついていないのです。

たとえば抗生物質。

食べものに気を使っている人は、豚や牛などのエサに含まれている抗生物質にも敏感です。

「エサに抗生物質が使われている豚は嫌だわ」などといっている方でも、カゼをひけば病院で処方された抗生物質を当たり前のように飲むのではないでしょうか。「やっぱり抗生剤は効くわね」なんて言葉もよく耳にしました。

しかし抗生剤には、「人間のために開発された安全な抗生剤」「家畜用に開発された少々危険な抗生剤」があるわけではありません。

ペットを飼っている方が獣医にかかったときに、ペットに処方された目薬や飲み薬が、人間に処方されるものと同じだと知って、驚いたという話もよく聞きます。

私たちは病院という建物のなかから出てくるものは安全で人間に無害なものであり、豚などの家畜に使われている抗生剤やホルモン剤はよくないものと思いがちです。でも抗生物質もホルモン剤も、豚も人間も同じものを使っています。

人間であろうと豚であろうと、薬に「いい」「悪い」はありません。

もちろん薬によるいい効果もあります。それは先述した「光」の部分です。でも「光」があるから「影」もできるのです。むしろ影があるからこそ、エネルギーが生まれ、何かの役に立っているといえます。

実は「薬が効いた」というのはとても怖いことです。

血流に乗って体内を巡った薬は、薬が必要としているところもそうでないところも、くまなくその効力を発揮しようとします。薬が「効く」ときは、必ずどこかがダメージを受けていると考えたほうがいいでしょう。

1つひとつのダメージはそう大きなものではなかったとしても、それが蓄積していくということは、ひとつしかない自分の身体にとって、何かしらの影響を与えているのです。

漢方薬も薬であることに変わりはない

このように私が薬の光と影の話をすると、よく「漢方は自然のものだから大丈夫でしょう？」と聞かれます。

漢方は西洋薬に比べ、中国3000年の歴史があり、薬効のある自然物（生薬）が原料になっていますから、身体にやさしいというイメージがあります。たしかに、西洋薬よりは身体への影響は穏やかです。

もしも西洋薬か漢方薬のどちらかを飲まなければならないとしたら、漢方薬のほうがいいと思います。

でも「薬でなんとかしてもらおう、でも西洋薬では怖いから漢方にしよう」と思っているとしたら、「薬に頼る」という意味では、「薬教」の信者であることに変わりはありません。

漢方薬とはいえ、副作用がないわけではありません。

また、漢方薬であっても、症状を抑えるためにずっと飲み続けなければならなくなってしまいます。漢方薬のほうがむしろ、薬に頼り続けることの精神的な負担も少ないため、長く飲み続けてしまいがちです。

さらに、今の漢方薬の多くはエキス剤です。生薬を切り刻んで、煮詰め、エキスを顆粒にしています。そこには加工が施されています。

漢方薬は、たとえば冷え性を改善するために、筋肉を使うようにする、入浴を心がける、食事に気をつけるなど生活習慣を見直して、それをサポートするような形で飲むようにするといいでしょう。

「免疫なんて知らない」といった医師

ここである医師のエピソードを紹介します。

私は過去に書いた本のなかでも、「薬を飲むと免疫力が低下する」といった内容のことを紹介していますが、これを読んだ86歳の医師から、出版社に電話があったそうです。「私は免疫なんて知らない、医学部では習っていない」と。

私は「ついに来たな」と思いました。本を読んで、賛同であれ批判であれ、反応があるのはうれしいものです。それが医師であればなおのこと。意識を変えて、患者さんに伝えてもらえるきっかけになるからです。

現時点では、薬と免疫力について病院で語る先生はほとんどいないでしょう。そもそも、薬を処方して免疫力が下がるとは思ってもいないでしょう。

たとえばカゼひとつとってみても、現状ではあくまでも対症療法であり、「この症状にはこの薬」とハンコをカルテに押して、さらに処方箋にも押して、「じゃあお薬出しておきますからね」といって終了です。

もちろん対症療法が悪いわけではありません。

でも本当は患者さんに、「カゼを治す薬がないのは知っていますよね。カゼはウイルスだから治せないんですよ。これらの薬は症状を抑えるために出すけれど、治すのはあなた自身ですからね」などと伝えてくれたら、患者さんの意識もかなり変わるはずです。

私は30年ほど前に薬学部を卒業しましたが、医学部も含めて、現在でも免疫力や自然治癒力について習うということはないでしょう。なぜなら医学部は治療法を学ぶところだからです。

医学部では対処法は教えても、予防医学は教えていないのです。

医師は使命として患者さんを治療することを優先しますから、薬が身体に与える影響を考えるよりも、それぞれの症状に合った薬を処方している可能性があります。

予防医学に関しては、一般の健康書などを読んでいる読者のみなさんのほうが詳しいこともあるのではないでしょうか。

私が一緒に活動している医師たちからよく聞くのは、「医学部で習ったことより、患者さんから教えられたことのほうが役に立っている」ということです。

そのなかで「誰が伝えるか」ということはとても大事で、「医学博士」である医師が伝えることはとても説得力があります。

私が一緒に活動している医師たちは、医学部で習得した知識や医師だからこそ得ている知識ではなく、自分自身が持つすごい力があることを患者さんやその他の人たちとの体験を通して、自分で確信したうえで伝えているのです。

薬の決定権は薬剤師ではなく医師にある

現代の日本の医療は、この症状にはこの薬、といったようなことの繰り返しで、少し様子を見てみる、薬に頼らずに生活を改善してみるといったことはほぼない状況です。

薬学部では6年間、薬について学びますが、医学部では6年間のなかで、薬はあくまでも単元のひとつです。

もちろん、それ以外に学ばなければならない医学の知識が膨大にありますから、薬についての知識をすべて頭に入れろというのは無理な話です。

でもそのために、「この症状にはこの薬」とガイドラインで定められると、医師はそれにしたがって対処法を考えることになります。

ガイドラインは厚生労働省によって決められることになっていますが、そこには製薬会社がかかわってきています。ガイドラインに自分の会社の薬が載り、どれだけ処方してくれるかというのが重要になってくるわけです。

医師たちは、薬の知識を製薬会社から得ることになります。その薬がいかにいいものかということをMRと呼ばれる医薬品メーカーの医薬情報担当者に聞き、それを正しい知識として得るのです。すると必然的に、「この症状にはこの薬」となっていきます。

アメリカなどでは、医師と薬剤師は対等な関係にあるようですが、日本ではまだ、薬剤師は医師の指示にしたがうもの。薬を選ぶ権利は医師にあります。薬剤師は、いわれた通りに処方することになります。薬を処方するのは医師、薬を渡すのが薬剤師、という図式になっているのです。

薬剤師がチェックして、よほどおかしなことがあれば、「疑義照会《ぎぎ》」といって、医師に問い合わせをします。

「じゃあ薬を替えて」といわれることもありますし、「そのまま処方して」といわれれば疑義照会をした、ということで保険が通り、そのまま処方されることもあります。

疑義照会といっても、医師に対して「この薬、おかしくないですか？」とはいえませんから、「少し量が多くないですか」「この薬でいいですか」というような聞き方になります。

とはいえ、あくまでも薬の決定権は医師にあることに変わりはありません。

患者さんが薬を処方されるとき、「お薬情報」という添付文書をもらいます。そこには、主作用と副作用（注意事項）が書かれています。

副作用のところに「眠くなることがあります」ということが書いてある程度なら不安になる患者さんはまずいないでしょう。でも、なかには「これを書いたら不安になるかもしれない」といったようなこともあるのは事実です。

笑い話のようですが、「副作用を伝えたら患者さんが飲んでくれなくなるじゃないか」といった医師もいます。

もちろん意図的に隠しているわけではないと思いますが、現実的に3分診療のなかで、副作用まで詳しく説明している時間はありませんから、「薬出しますね」で診療が終わってしまうのが現実なのです。

副作用は誰にでも出る可能性がある

薬の副作用が出るのはある特定の人だと思っている人も多いでしょうし、まさか自分には起こらないだろうと思っているでしょう。でも、副作用が出るのは特別なことではありません。

人にはそれぞれ個性があり、誰ひとりとして同じ人はいません。身長が高い人低い人、やせている人太っている人――もちろん体質も違います。

たとえば、お酒に強い人と弱い人がいます。いくら飲んでも酔っぱらわない人もいれば、ひと口飲んだだけで顔が真っ赤になってしまう人もいます。見るからにがっちりとした体形で、豪快にお酒を飲めそうなのにまったく飲めない人もいれば、か細くてお酒など飲めそうに見えないのにザルのように飲める人もいます。

これはお酒に強いか弱いかは見かけではなく、体内に入ったアルコールを分解する酵素をたくさん持っているかどうかによるものだからです。お酒を飲める・飲めないは、どちらがいいか悪いかということではなく、個性です。

お酒が最もわかりやすい例なのであげてみたのですが、本当はすべてのものに対して「合う・合わない」「得意・不得意」があるはずです。

また、同じ人でも疲れている日は酔いやすかったり、若い頃は大酒飲みだったけれども年をとってから飲めなくなったということもあります。その日の体調や年齢によっても違ってくるものなのです。

薬もこれと同じで、副作用が出る人と出ない人がいます。もちろん同じ人でも、以前飲んだときは大丈夫だったのに、今回は副作用が出てしまうという場合もあります。すべては個性なのです。

ましてや薬の種類は数限りなくあります。いつ、どの薬の副作用が出るのかは、誰もわからないのです。

毎年欠かさずインフルエンザの予防接種を受けている患者さんは、その年によって、接種後の症状が違うといっていました。何でもない場合もあれば、熱が出て1日寝込んでしまった場合や、だるくて仕方がなかった年もあるというのです。

薬の種類、その人の体質、その人のその日の体調による組み合わせは無限大にあります。副作用は誰にでも起こり得ること。ならば、できるだけそのリスクを減らすべきです。どんな副作用が出てくるかわからないという覚悟をもって薬と接する、不必要な薬は飲まない、といった心がけが必要でしょう。

自分の身体に責任を持とう

『今日の治療薬』という本があるのをご存じでしょうか。

毎年発行される、薬効ごとに詳しく解説がされている本で、私たち薬剤師のバイブル本です。1冊5000円近くもする本なのですが、これがベストセラーなのです。

これは医師から処方された薬を、中身をよく知らないまま飲んでいる方が多い一方で、自分に処方された薬に興味を持っている方も多いことをあらわしているのではないでしょうか。薬理作用や副作用についても詳しく書かれているのですが、それが一般の患者さんたちの目にふれるという意味で、いいことだと思います。

裏を返せばそれだけ薬に関する情報が、医療サイドから漏れてこないということであり、医師に聞くこともできず不安に思っている方も多いということでしょう。

自分の体内に入るものなのに、その中身をよくわからずに飲んでいるということは、とても怖いことだと思いませんか。

食べものに関しては敏感で、食事内容や食材の原産地を気にする方は多くいます。自然食志向で添加物に注意したり、無農薬野菜を選んで買っている方も多いでしょう。そんな人たちが、薬という名前がついているだけで、何も疑問を持たずに口にしてしまっているのです。

そういった人たちに、「薬は別物ではありませんよ、合成品ですよ」と説明して納得してもらうのは大変なことです。それほどまでに、日本は根強い「薬教」「病院信仰」の信者たちであふれています。

身体の具合が悪ければ気軽に病院に行くことができ、薬というお土産までもらえます。「病気は薬が治すもの」と思ってしまうのも無理はないかもしれません。

でも、世界にたったひとつしかない自分の身体です。

治療法や処方された薬に疑問を持ったときは勇気を持って聞いてみましょう。医師は教祖さまではありません。「こんなことを聞いたら申し訳ない」「疑っているように思われたら悪い」という気持ちが働いてしまうかもしれませんが、もっと自分の身体に責任を持ちましょう。

処方された薬で何か不調が生じた場合は黙って飲むのをやめるのではなく、きちんと伝えて対処してもらいましょう。

たとえば飛行機に乗るときは、目的地を決めたうえで航空券を買いますね。しかし病院では、「とりあえずお薬を出しましょう」ということが当たり前のようにおこなわれています。これでは行き先の決まっていない飛行機に乗るようなもの。治療のゴールが決まっていないまま見切り発車するなんて、おかしいと思いませんか。

何もクレーマーになれといっているわけではありません。医師まかせにせず、自分で選択してほしいのです。数分前にはじめてあなたの身体を診察した目の前の医師よりも、生まれたときからずっと自分の身体とつき合っているあなたこそが、一番自分の身体のことをわかっているはずです。

もし医師に尋ねることを躊躇《ちゅうちょ》してしまうのなら、薬のプロである薬剤師に聞いてみてください。

病気は自分で治すもの。医師や薬は、そのサポートをしているにすぎないのです。

第2章

老化を「病気」にするから薬が増える

薬は病気を治さない

「薬は病気を治さない」――ここまで読んでいただいた方なら、もうわかりますよね。

私がセミナーや講演会などで繰り返しお伝えしているのが、人には自分自身で病気を治す力が備わっているということ。

「人間は自らのなかに100人の名医を持っている」とは、西洋医学の父であるヒポクラテスの言葉です。100人の名医とは、私たちにもともと備わっている自然治癒力のこと。

病気は自分の力で治すものであり、医師や薬はその手助けにすぎないのです。

薬ではほとんどの病気は治せません。薬はあくまでも症状を抑えているにすぎないからです。

病気は、大きく3つに分けられます。

ひとつは先天的な病気。これは生まれつきのものですから、どうしても避けられないものです。

2つめは急性の病気。ウイルスや細菌などが原因となっている感染症や伝染病などがそうです。また、病気ではありませんが、交通事故など救急車に乗るような状態のものも急性のものに当てはまります。いずれにしても、交通事故であれば車であったり、感染症であればウイルスであったり、その原因は「外」にあります。

そして3つめが慢性の病気。いわゆる生活習慣病がこれに当てはまります。原因は「内」、つまり自分自身にあります。

このなかで薬がその力を最大限に発揮するのは急性の病気のときです。

私はすべての薬を否定しているわけではありません。薬は必要なときに使えば本当に役に立ちますし、薬のおかげで助かった命や、治癒した病気もたくさんあります。

目の前で血を流している患者さんがいるのに、「薬は異物ですから止血剤を使うのはやめましょう」などという人はいないでしょう。

今世界中を震撼《しんかん》させているエボラ出血熱のように、その薬やワクチンの開発が待たれている病気もあります。

急性の薬が有効に働くのはなぜでしょうか。それは薬が「症状を抑えてくれるから」です。ここでも見逃してはならないのは、薬は病気を治しているわけではないということ。

あくまでも症状を抑えているだけなのです。

ただし、急性の病気にあっては、この「症状を抑える」ことがとても有効だということなのです。つらい症状を抑えることで自身が持っている免疫力・自然治癒力を最大限に働かせて病気を治すことにつながるからです。

一方、高血圧や糖尿病などの慢性の病気はどうでしょう。

薬を飲んだら、急性の病気のときと同じように症状を抑えることはできます。でも、薬を飲むのをやめたら――また症状が出てきてしまいます。

急性の病気なら、症状を抑えることができ、一定の期間がすぎたら症状は出なくなります。でも慢性の病気は、薬を飲むだけでは病気が治ることもないのです。

私が調剤薬局の窓口にいた頃、「血圧の薬とは一生のおつき合いですからね。気長に続けましょうね」などと笑顔でいっていました。

でも、これっておかしいと思いませんか。

「薬と一生のおつき合い」ということは「飲むのをやめてしまったらまた血圧は上がってしまいますからね。あなたは薬なしでは生きられませんよ」といっているのと同じこと。

これだけ医療が発達しているのに、薬は血圧が上がらないように症状を抑えているだけ。

患者さんは一生薬を飲み続けなければならないということになります。

慢性病、生活習慣病においては、薬を飲むだけで病気が治ることはないのです。

薬を飲むと「身体の声」が聞こえなくなる

薬を飲むことの弊害はこれだけではありません。

第1章で薬の中身をよく知らずに飲み続けている方が多いという話をしましたが、わからないままに薬を飲むことで安心してしまい、それが長患いから抜け出せない人をたくさん生み出しているのです。

生活習慣病は「生活習慣」を改めなければ治りません。ところが、薬を飲んでいることで、「薬を飲んでいるから大丈夫」と、生活習慣を改めないままでいる方はたくさんいるのではないでしょうか。

薬を飲むことで最大血圧が180㎜Hgの人が130㎜Hgに下がったときから「一生のおつき合い」となる薬との日々がはじまります。

「おかげさまで血圧130㎜Hgに戻りました、助かりました」といって、医師から「これからは薬を飲み続けてくださいね」といわれて飲む。「薬を飲んでいるおかげで血圧が高くならずにすんでいる。ありがたい」とさえ思うでしょう。

医療機関側は「どうして血圧が上がってしまったのか、原因を考えてみましょう」といってはくれません。「いいところに来ましたね。あと1時間遅かったら、血管が破裂していたかもしれませんよ」などといわれたら患者さんはほっとするでしょうし、病院って、薬ってすばらしいと思うのは当然です。

でもそこに、自分の生活習慣の振り返りや、反省はあるでしょうか。

血圧が180㎜Hgになったことには、必ず原因があるはずです。たしかに薬によって急場をしのげたのはよかったでしょう。でもその後は、血圧が上がった原因を振り返って、改善する努力が必要です。

ところが薬を飲むことによって、症状が治まると、なぜそうなったのかを反省しなくなってしまいます。反省しない人が同じ生活習慣を続ければ、薬は増えていきます。薬に頼るということは、その場の症状を抑える一方で、身体の声に耳を貸さないということにもなるのです。

病院で処方される薬の約9割は生活習慣病の薬といわれています。つまり、本当は自分で予防できる病気がほとんどだということなのです。

薬を飲み、その症状をなかったことにして無理を重ねることだけはしないでほしいと願います。

あなたは、自分の身体の声を聞いてあげていますか？

自分の身体を治せるのは、自分だけ

カゼをひいたとき、「病院に早めに行っておいてよかった」「薬がよく効いたおかげで治った」という人がいます。

病院に行けば、咳《せき》には咳止め、鼻水には鼻水止め、熱には解熱剤などが処方されます。でも、ちょっと考えてみてください。本当にカゼは医師や薬が治してくれたのでしょうか。

病院で処方されるのは「咳治し」ではなくて「咳止め」です。「鼻水治し」ではなくて「鼻水止め」です。つまり、所詮《しょせん》今出ている症状を抑えているにすぎないものなのです。

本当にカゼを治しているのは、自分自身の力です。この力を自然治癒力というのは、もうわかりますよね。

カゼをひいたときに発熱するのは、体温を上げて病原体を殺し、身体を守ろうとする免疫反応です。

細菌などが原因で下痢をするのも、体内の悪いものを早く排出しようとしているからです。

また、大きな傷口を手術で縫合した場合でも、手術をしたから傷口がくっついたのではなく、本当に傷口をくっつけているのは自分の力であり、手術はその手助けにすぎません。

先に「私たちの身体のなかには100人の名医がいる」といいましたが、私たち人間が病気になるなど身体に非常事態が起こると、その100人の名医たちが働いて、自分の身体を守ろうとしてくれているのです。

私たちにもともと備わっている自然治癒力を十分に働かせるためには、免疫力を上げることが大切です。

免疫力とは、体内に入ったウイルスや細菌、異物などから自分自身を守る、自己防衛機能のこと。免疫力が低下すると、さまざまな病気にかかりやすくなってしまいます。

免疫力を高め、いきいきと暮らす具体的な方法は第3章、第4章で紹介しています。ぜひ取り入れてみてください。

薬のプラセボ効果で病気がよくなることもある

病気になったとき免疫力を高め、自分を守るには、自分で病気を治す、治したいという気持ちが大切です。

「病は気から」といいますが、「薬を飲めば病気が治る」と思い込んでいる方にとっては、薬を飲むことで自然治癒力を引き出している場合もあります。

私が薬局の窓口にいた頃、出張や旅行に行くからといって毎度のようにあらわれて、いつも同じある市販のカゼ薬を購入していく男性がいました。どんなときでも、購入するのは同じカゼ薬です。

あるとき、「なぜいつもこのお薬を買われるのですか？」と聞いてみたところ、その男性はこういったのです。

「俺はこれがないとダメなんだよ。これを飲むと、頭痛もだるさも腹痛も、なんでもすぐ治るから調子がいいんだよ」と。しかも下痢もピタリと止まるというのです。

薬剤師としていわせていただくと、当然ですがどんな症状も治してしまう万能薬などあり得ません。その方にとっては、そのカゼ薬を万能薬だと思い込むことで、自然治癒力を引き出していたのかもしれません。

プラセボとは、有効成分を含まず、治療効果のない薬のことをいいます。このようなプラセボを飲んだときに、薬を飲んだという心理作用で、薬の効果があらわれることが多々あります。

つまり、私たちの身体には、このような思い込みでも不調を治してしまう力が備わっているということです。

ただ残念なのは、裏を返せば「薬を飲まなければ治らない」という思い込みを持っている方も多いということ。もっと人間の本来持っている力を信じて、「薬を使わない思い込み」を上手に利用したいですね。

ちなみに私は予防接種は基本的におすすめしていませんが、受験生に限っては、インフルエンザのワクチンを打つことは否定しません。

それは、「ワクチンを打ったから、絶対にインフルエンザにはならない」と思い込ませること、つまりプラセボ効果によって免疫力が上がり、大切な受験期にインフルエンザにかからないことがあるからです。

すべての病気はストレスからはじまる

免疫力を弱めてしまう大きな原因にストレスがあります。

第1章で大きなストレスがかかったとき、酵素が奪われて白髪が一気に増えてしまう話をしました。

繰り返しになりますが、人間の生命活動に欠かせない酵素が苦手としているものは「ストレス」です。

病気の原因はすべてストレスにあるといっても過言ではありません。

ストレスといえば、職場の人間関係や、家族関係などを想像しがちですが、実はどんなこともストレスになっています。

たとえば、カラオケが大好きでいつも気持ちよく歌っている人に、突然「1000人の観客の前で歌ってください」といったらどうなるでしょうか。これも、緊張を伴うストレスがかかった状態です。

いきなり大勢の人を前にステージに立ったら、手足が震え、指先が冷たくなって緊張しますよね。つまり、とても血流が悪くなっている状態です。

震えるのは、血流が悪くなっていることへの防御反応です。寒いときに震えるのも同じこと。

実は、暑い、寒い、カゼをひいた、人込みを歩く、激しい運動をするなどといったこともすべてストレス。もちろん適度なストレスは必要なので、すべてが悪いわけではありません。

ただ、日常的にストレスが強い状態が続くと、身体にとってよくないということは容易に想像できるでしょう。

ストレスがかかると血流が悪くなり、呼吸が浅くなります。すると、体温が下がり、低酸素状態になるため、免疫力は低下し、病気にかかりやすくなってしまうのです。

ストレスの原因はさまざまです。ストレスの原因を取り除くことができれば一番いいのですが、それには生活環境を変えなければならないなど、現実的ではありません。

だからこそストレスに負けない力をつけておくことが大切になってきます。それが免疫力を高め、病気になりにくい身体につながるのです。

ストレスに負けない力をつける簡単な方法としては、よく歩くことがあげられます。歩くことに関しては、第3章で紹介しますが、これにはセロトニンというホルモンがかかわっています。

セロトニンとは、神経伝達物質のひとつで、別名「幸せホルモン」と呼ばれているもの。人間の精神面に大きな影響を与え、心身の安定にもかかわっています。セロトニンが不足すると、うつ病などの精神疾患に陥りやすいといわれています。

それが、「歩くこと」だけでも活性化されるのです。

セロトニンを増やす方法は歩くことだけではありません。セロトニンを増やす一番簡単な方法は、「リズム運動」をすること。つまり、リズムを刻むようなことをすればいいのです。

リズム運動の例としては、歩くことのほか、トントンと足踏みをする、腹式呼吸をする、食べものをよく噛むなどがあります。

私たちの身体は本当にすごいと思いませんか。薬なしで、自らセロトニンを出して元気にすることもできるのですから。

私たちが日常生活を送るなかでストレスそのものはなくならないかもしれませんが、自分の力でストレスに強くなることもできるのです。

禁煙補助薬なしでもたばこはやめられる

ストレスがあるからこそ、たばこが手放せないという方もいるでしょう。禁煙外来や禁煙補助薬があることからもわかるように、たばこをやめるのは簡単なことではありません。

しかし改めて説明するまでもなく、喫煙をすることのメリットはひとつもありません。

喫煙＝肺がんといったイメージを持っている方もいるかもしれませんが、たばこの弊害は全身に及びます。心筋梗塞や脳梗塞などの血管性の病気、高血圧、糖尿病など、多くの病気が喫煙にかかわっているといわれています。

喫煙することで血液中の酸素を奪ってしまうのですから、細胞レベルで老化が進みます。肺だけでなく、全身の老化につながるといっていいでしょう。

喫煙を長く続けていると、顔を見ただけでわかります。わかりやすい例でいうと、シミやシワが増えますし、白髪も増えます。酸素や栄養が肌や髪に届かないのですから、当然でしょう。

そしてたばこの最も大きい弊害は副流煙《ふくりゅうえん》です。

お酒なら、飲むか飲まないかは自己責任ですから、自分で判断すればいいですし、飲みすぎて暴れるようなことがない限り、まわりに迷惑もかけません。

しかしたばこは吸っているだけでまわりの人にまで悪影響を与えてしまうのです。たばこに含まれる有害物質は200種類以上あるといわれ、副流煙にも含まれています。それどころか、主流煙に比べ、副流煙のほうが有害物質の影響が大きいのです。

たとえベランダで吸っていたとしても、たばこの有害物質は毛髪や衣類にくっついて、室内に持ち込まれてしまいます。煙粒子は喫煙者の息から3分半は放出され、ガス状成分は息だけでなく、しみ込んだ衣服から数時間放散されるといわれています。

「たばこがよくないのはわかっているけれど、やめられない」

「たばこは依存症だから、禁煙外来にでも行かない限りやめられないのでは」

と思っている方も多いでしょう。

ここではっきりいっておきます。たばこをやめられないのは依存症ではありません。

禁煙補助薬など使わなくても、たばこはやめることができます。それも自分の意志ひとつで。

ある60代の奥さまから聞いた例を紹介しましょう。

その女性のご主人は40年間にわたる喫煙者。奥さまが何をいっても禁煙してくれませんでした。「たばこをやめるくらいなら死んだほうがマシ」。ご主人も喫煙者がよく口にするこのセリフをいっていたそうです。

ところがある日突然、たばこを吸わなくなったというのです。

理由はお孫さんにありました。息子さんが結婚してはじめてのお孫さんが生まれたのです。

しかし、お嫁さんが孫を家に連れてきたので、ご主人が抱っこしようとしたところ、「お義父《とう》さん、たばこ吸ってますよね。抱っこはやめてもらえませんか」といわれてしまいました。

目に入れても痛くないほどかわいい孫です。孫を抱きたい一心で、40年間吸っていたたばこをピタッとやめたのです。現在お孫さんは3歳になったそうですが、それ以来、1本も吸っていないということです。

このことは、たばこがやめられない＝依存症ではないことをあらわしています。本当に依存症なら、孫は抱きたいけどたばこもやめられないはずです。今の医療はそれをわざわざ「依存症」として病気にしてしまっているのではないでしょうか。

人間は、思いや意志ひとつで長年の習慣も変えることができるのです。

検査基準値に入らない人はみんな病気なのか？

病気を増やし、薬に頼る人を増やす大きな原因に、検査の基準値があります。

日本人は数字が大好きなので、数字で示されると納得してしまうところがあります。

たとえば母子健康手帳にも掲載されている乳幼児の身長体重曲線。母親はその曲線の標準値にわが子が当てはまっていないと、「成長が遅いのかしら」「食事の量が多すぎるのかしら」などと気にします。

またメタボリックシンドロームの診断基準にしても、ウエストが85㎝（女性の場合90㎝）以上、最大血圧が130㎜Hg以上、などすべて数値が基準になっています。

このように基準値や正常値を示されたら、その範囲内におさめたい、と思ってしまうのが人間です。

でも、基準値は本当に正しいものなのでしょうか。

これが「身長」だったらどうでしょう。

たとえば男性の平均身長が170cmだったとします。170cmが正常ならば、160cmや190cmの人は異常なのでしょうか。もちろんそんなことはありません。なぜなら、身長を変える薬はないからです。

もし身長を変える薬があって、「190cmの人は病気のリスクが高いですから170cmにしたほうがいいですよ」と身長が縮む薬を処方されたら、飲む人もいるでしょう。でも現実には身長を調節することはできないので、「身長が高いですね」「小柄な方ですね」と個性として受け止めているわけです。

第1章で、お酒が強いか弱いかは人によって違い、それも個性であるとお話ししました。

これも同じで、個性ですよね。

血圧の値や血糖値、コレステロール値も、個人差があるものなのではないでしょうか。

なぜ、体形や暮らしている場所（気候も含めて）、年齢も加味せずに、ひとくくりに数字で決めてしまうのでしょうか。

もちろん、明らかに体調が悪い場合や、治療の必要がある場合もあるでしょう。でも一方で、血圧は高めだけれど、すこぶる健康な方、日常生活に何の支障もない方もたくさんいます。

それでも、検査で基準値をはみ出しているだけで、不健康の烙印《らくいん》を押され、治療の対象となり、薬が処方されてしまうのが現実です。

何よりも日々を元気に過ごしてきた方に、「私は病気なのだ」「正常ではない（異常な）のだ」という意識を植え付けてしまうことの罪は大きいと思います。

たとえば最大血圧が160㎜Hgといわれた方が薬を処方され、130㎜Hgに下がったとします。でもそれで「午前中はだるくて仕事にならない」といっているケースもあるのです。

血圧を下げるということは、それだけ血流を悪くすることです。

その人にとっては、血圧が160㎜Hgだったからこそ、全身に血液が巡っていたのかもしれません。それを薬で強制的に血圧を下げることで、血管をゆるめてしまったらどうなるでしょう。血液が身体の隅々までまわらなくなります。その結果、だるい、しびれる、肩がこるなどさまざまな症状も出るでしょう。

近年、血圧の薬の副作用として、脳に血液が行き渡らないことによる、認知症やうつ状態も問題となっています。脳の血管が詰まる脳梗塞になる危険も高まることがわかっています。強制的に血圧を抑えてしまうことで慢性的に脳に酸素や栄養が行かなくなるのですから、起こるべくして起こった副作用ともいえるでしょう。

また、身体の自然な反応を抑え、自律神経の働きを乱してしまうことは、免疫力を低下させてしまいます。

血圧は正常値に戻ったけれども朝起きられなくなった、カゼをひきやすくなったといった症状が出てきたとしたら、本末転倒なのではないでしょうか。

私が薬剤師になった頃は、最大血圧の基準値は「年齢プラス90」でした。60歳なら、60＋90で、１５０㎜Hgだったのです。

ところが基準値を１３０㎜Hgまで下げてしまったら、患者さんの数は膨大に増えるのは当然です。ということは、そこでまた大量の薬が処方されることになるわけです。以前の基準値では70歳なら１６０㎜Hgでよかったものが、１３０㎜Hgに下がっていること自体がおかしいのではないでしょうか。

基準値を下げたことで、対象となる患者さんの数は増え、処方される薬も増え、医療費は上がり続けています。

第1章で紹介した薬を使わない小児科医の真弓定夫先生は83歳、新潟大学の名誉教授で免疫理論で有名な医学博士の安保《あぼ》徹先生は67歳ですが、それぞれに最大血圧180～200㎜Hgが自分の基準値だとして、薬は一切飲んでいないそうです。もちろんどちらの先生も活動的に全国を飛び回っています。

お2人は医師ということもあり、自分はその血圧でいいとわかっているから、薬を飲まないのです。

もちろん医師ではなくても、自分の身体の声を聞いてみればわかります。

「自分は160㎜Hgのほうが調子がいい。薬を飲むと調子が悪くなる」ということが感覚としてわかるなら、薬を飲む必要はないのではないでしょうか。ただし、毎日血圧を測るなどして自己管理することは必要です。

たとえば急にいつもよりも20も30も高くなったというのなら、睡眠不足が続いた、働きすぎた、など自分の生活を振り返ってしっかり休むことも大切です。自分の身体のなかの名医をフルに働かせてほしいものです。

数字だけで健康状態を判断するのではなく、もっと自分の身体の感覚を信じてあげてください。

健康診断を受けているだけでは意味がない

加齢に伴い、血圧が高くなったり骨密度が落ちたりするのは自然の流れとして当然のことです。

すでにお話ししたように、基準値に年齢は加味されていません。

骨粗鬆症の例でいえば、20～44歳の平均骨密度の80％以上が正常値とされ、また25歳のときの自分の身長と比べてどれくらい低くなっているかを指標として、診断します。

でも、20～44歳の平均値と比べて何％という比較をすること自体、おかしいとは思いませんか。とくに女性は閉経後のホルモンバランスの乱れから骨密度が下がるのは当たり前のこと。それを「病気」としてしまうのです。

また、健康診断もある意味では考えものです。毎年、前年度と比べて数値が「上がった」「下がった」と一喜一憂している方も多いと思います。

健康診断を受けた結果、自分の生活習慣を見直して改善した方はどれくらいいるのでしょう。極端な例かもしれませんが、ヘビースモーカーで大酒飲みの人が、健康診断で「異常なし」という結果が出ただけで、「今までの生活でよし」というお墨付きをもらったととらえ、まったく生活習慣を変えようとしないとしたら、どうでしょう。健康診断の結果は、数値にすぎないのに、です。健康診断や人間ドックを受けているからと安心して、不摂生な生活を続けていたとしたら、意味がありません。

逆に、基準値を外れた結果が出てしまった人は、それまでどんなに元気に生活をしていても、「異常」の烙印を押されてしまうのです。結果を神経質にとらえ、かえってそれがストレスになってしまう方もいます。

健康診断を受けているから、健康が維持できるわけではありません。

健康診断はあくまでも、病気を早期発見するためのもの。健康診断で生活を改善する意識のない人は、受けても受けなくても大きな差はないのではないかとすら思います。

2012年10月にデンマークの研究グループが画期的なレポートを公表しました。それは、「一般の健康診断では、病気の罹患率《りかん》、死亡率のいずれの低下につながっていない。

これは心血管疾患やがんをはじめ、すべての病気でも同様である」というものです。

もちろん、健康診断がまったく無意味ということではありませんが、必要の有無にかかわらず、足並みそろえて一律の検査をすることの意味を考えさせられるレポートです。

多少なりとも健康に関心がある人が健康診断を受けるとするならば、健康診断の「要観察」「再検査」などの結果に一喜一憂することが果たしていいことなのでしょうか。

それが結果として病院に行く人を増やし、大量の薬を処方されることにつながるのならば、規則正しい生活をして、運動や食事に気をつけたほうがよほど健康にいいはずです。

なぜなら人間の身体には、自然治癒力が備わっているのですから。

健康になることは「手段」であって「目的」ではない

日本人ほど健康への関心が高い国民はいないのではないでしょうか。

テレビ番組である食品が健康にいいと聞けば、たちまちスーパーからその食品が消えてなくなってしまいます。

年輩の方と接していて一番思うのは、健康を人生の目的にしている方々が多いということと。健康でいることが人生最大のテーマになっているのです。

もちろん、健康は大切ですし、いつまでもみなさんに健康でいてほしいからこそ、私も日々活動しています。

でも、人間は健康のために生きているわけではありません。楽しみたいから、自分らしく生きたいから健康でありたいと思うはずです。

健康だから孫と一緒に遊べる、旅行もできる、趣味も楽しめる、おいしい食事が食べられるのです。

健康は、人生を楽しむための手段。健康にいいからといって、嫌なことまでする必要はないと私は考えています。

講演会のあと、ある男性に「毎朝、妻が健康にいいからと青汁をつくってくれるのですが、これは健康にいいですか?」と聞かれたことがあります。そのとき私は、「それを飲んでおいしいですか?」と聞きました。「いいえ、まずいんですよ」と男性は答えました。おいしいとか楽しいとか、ワクワクすることなら続けてみたらいいと思うのです。楽しいことは、それだけで免疫力をアップさせます。

でも、嫌々やっていることなら、どんなにいいものでも身体が受け付けないと思いますし、効果も上がらないのではないでしょうか。

おいしいと思って飲めば、身体も応えてくれます。でも「まずいな。あまり飲みたくないな」と思って飲めば、ストレスになってしまいます。

検査の結果を気にして、「あれをしてはいけない」「これを食べてはいけない」、逆に「これを食べなくてはいけない」と決めごとにがんじがらめにされていたとしたら、人生楽しくないでしょう。

薬を飲むにしても、「朝と昼に2錠ずつ、晩に1錠、寝る前に1錠」などと決まりごとになっていますよね。それで日々の暮らしを楽しめないとしたら、その意味を考えてしまいます。


糖尿病で毎日インスリンを打っていた、ある70歳をすぎた女性の話です。

インスリンから一生逃れられない生活が、あるとき嫌になってしまったそうです。「もうこの先の人生は長くないから、インスリンをやめて、自分らしく生きたい」と、注射を放棄してしまったのです。そして通院もやめてしまいました。

インスリンが必要な人がやめてしまったら、普通なら命取りです。1週間後に亡くなっていたとしても、おかしくはないでしょう。ところがその女性が亡くなったのは約20年後、90歳を超えてからだったそうです。

ということは、その女性には、そもそもインスリンは必要なかったのです。

もし、そのままインスリンを打ち続けていて、75歳で亡くなったとしたらどうでしょう。「インスリンのおかげで75歳まで頑張ることができました」と家族も納得してしまうのではないでしょうか。インスリンを使わなければもっと長生きしたかもしれないとは、思わないでしょう。

もちろん、病状にもよりますし、個人差もあります。誰でもインスリンの注射が手放せるというわけではありません。

しかし、インスリン注射を毎日打たなければならない生活は大変なストレスです。毎日ストレスを感じていたら、免疫力は下がってしまいます。彼女が長生きできたのは、通院をやめてストレスから解放され、人生後半の20年を好きなように楽しんで生きられた結果なのだと私は思います。

私たちが「薬のおかげで助かっている」と思うのは、ある意味幻想なのかもしれません。繰り返します。私たちは健康のために生きているのではありません。楽しいことやワクワクすることをどんどんして、楽しみながら生きていきたいものですね。

「自分のなかの名医」が目覚める健康長寿のヒント

症状は身体が出しているSOSのサインです。

医療は日々進歩し、多くの病気が克服できるようになったはずなのに、相変わらず病院に行く人は減ることがなく、医療費は増える一方です。そもそも、現代の医学は、症状が出た人に薬を投与することで病気を治そうとしています。

もちろん本当に必要な薬ならいいのですが、飲まなくてもいい薬もあるはずです。

大切なのは、自分の身体の声を聞き、自分の身体は自分で守るという意識です。

厚生労働省の「健やか生活習慣国民運動」の言葉にあるように、「1に運動、2に食事、しっかり禁煙、最後に薬」なのです。薬は最後の手段です。それよりも、楽しく身体を動かし、おいしく食事をして、健康的な生活を送りましょう。そのヒントを紹介していきます。

血圧の基準値がすべての人に当てはまるわけではないということは、すでにお話しした通りです。

血圧が高いとしたら、高い理由があるのです。

過労や緊張、睡眠不足などで身体にストレスがかかったり、運動したりすると身体は多くの血液を必要とします。血液は、体中に酸素や栄養を運び、老廃物を受け取るという大切な働きがあるためです。だから、ストレスがかかると血圧が上がるのです。

ところが、年齢を重ねていくと、血管は硬くなり、広がりにくくなります。

血圧とは、血管に当たる血液の圧のこと。硬い血管に多くの血液を送るためには、血圧を上げて必要な栄養や酸素を届けようとするのです。

そこで降圧剤を飲んでしまったらどうなるでしょうか。

血液は思うように全身に届かなくなり、先述した通り、朝起きられない、だるいといった症状が出てきてしまうこともあります。

高血圧治療のガイドラインに沿って、基準値に当てはめてしまうだけでいいのでしょうか。年齢も体格も性別も違う人に共通の数値を当てはめることで、病人を増やしていることとになってはいないでしょうか。

いずれにしても、私たちは基準値に振りまわされないことが大切です。万が一血圧が上がってしまったら、安易に降圧剤を飲むのではなく、毎日の運動や食事などの生活習慣、ストレスなどを見直してみることも大切でしょう。

◎糖尿病

先ほど糖尿病でインスリン治療を長年続けていた女性が、やめても元気に過ごしていたという話をしました。もちろん、治療をやめてもそれだけ元気だった理由は、食事に気をつけていたことも大きかったでしょう。

私のまわりや知人の話でも、長年糖尿病とつき合っていてインスリンが手放せなかった方が、糖質制限食にしただけで血糖値が上がらなくなったという話をよく聞きます。

たしかに糖質制限食は、血糖値を急激に上げないという意味で、効果があるのでしょう。

ただ、人間の三大栄養素は「脂質・たんぱく質・炭水化物」です。炭水化物を糖質が高いからといって、一切排除してしまっては、健康を害してしまいます。

糖質制限食は医師の指導のもとでおこなうべきだとは思いますし、糖尿病の種類によっても指導は変わってくると思いますが、糖質制限で排除されがちな穀類には、食物繊維が豊富に含まれているので、バランスよく食べてほしいものです。

血糖値が上がりにくいような食べ方も大切です。

まず最初に葉野菜などから食べると、血糖値の上昇がゆるやかになり、インスリンの大量分泌を防ぐことができます。

とくに生野菜を最初に食べると、生きた酵素が体内に入り、自分の消化酵素を温存できるようになります。たとえば昼食にトンカツ定食を食べるなら、最初に千切りキャベツから食べるようにしましょう。

温存された酵素は、代謝にまわされるので、脂肪が燃焼されやすくなり、体脂肪が減り、太りにくくなるというメリットもあります。さらに、酵素の無駄遣いが減るので、老化の防止にもつながっていきます。

◎脂質異常症

血圧と並んで、数値に惑わされがちなのがコレステロール値です。

脂質異常症は、血液中の脂質、つまりコレステロールや中性脂肪が多すぎる病気のことです。

コレステロール値はメタボリックシンドロームの診断基準にもされていて、動脈硬化の原因といわれ、すっかり悪者にされてしまっています。

コレステロール値が高いのは、本当に悪いことなのでしょうか。

コレステロールは人間にとってなくてはならないものです。副腎皮質ホルモンや性ホルモンなど、重要なホルモンの原料にもなっています。

厚生労働省は、「総コレステロール220（血清1dl中コレステロールの合計が220mg）以上なら脂質異常症になりかねない」としています。一方で、国民栄養調査の約1万人の対象者を14年間追跡したものや、大阪府八尾市で1万人を11年間追跡調査した結果では、総コレステロール値が240～260の人が最も長生きするとされています。

コレステロール値は低いほうがいいと思われがちですが、実はがんによる死亡は、総コレステロール160未満が最も多く、240以上で最も少ないという結果もあります。コレステロールが低いのも問題なのです。

そうであるにもかかわらず、安易に薬でコレステロールを下げてしまったら、もしかしたら命を縮めていることになるかもしれません。

コレステロールは高くてもほとんど自覚症状がありません。数値を見てはじめて高いということがわかるものです。そこに医師から、「コレステロールが200を超えていますね。このままだと血液がドロドロになって動脈硬化のリスクが高まりますよ」といわれたら、ほとんどの人が薬を飲もうと思うでしょう。

逆にいえば、血液検査をしない限りよくなったこともわかりませんから、薬を飲み続けることになります。

検査で数値が正常値になったら「薬を飲んでいるおかげだ」と疑いもせずに思い込んでしまいます。それどころか、生活習慣を見直すことが大切なのに、薬を飲んでいる安心感で生活を見直すこともしなくなる可能性もあります。

コレステロール値の改善には、歩くこと、バランスのいい食事をすること、禁煙することなど、生活習慣のなかでできることがたくさんあります。薬だけに頼らずに、ぜひ毎日の生活のなかでできることをやってみましょう。

◎骨粗鬆症

骨粗鬆症はとくに高齢の女性において年々増加しており、その数は60代女性の3人に1

人、70代女性の2人に1人ともいわれています。

骨粗鬆症もコレステロールと同様、基準値によって診断されるものであり、これといった自覚症状はありません。

実は骨粗鬆症という病気は、昔はありませんでした。1990年代に骨密度計ができてからつくられた病気なのです。

骨粗鬆症はご存じの通り、骨がスカスカになってしまう病気です。でも考えてみてください。年をとるにつれて、骨密度が減るのは当たり前のことではないでしょうか。つまり、老化に伴う自然な変化なのです。それを骨粗鬆症という病気にしてしまうこと自体、おかしいと思いませんか。

「そうはいっても、骨密度が減ったら骨折しやすくなるではないか」という声が聞こえてきそうです。では、どういうときに骨折をすると思いますか?

高齢者の骨折の原因の多くは「転倒」です。

転倒するのは、骨がスカスカになったからでしょうか。

転倒の原因は、骨密度のせいではありません。歩くときに足が上がらなくなってつまずいてしまうために、転倒することが増えるのです。この原因は筋肉が衰えてしまったからです。

骨密度が高い若い人でも、転び方が悪ければ骨折します。それは、骨がスカスカだからではありません。ならば、転ばなければいいのです。高齢者の場合なら「転倒」しなければいいのです。

大切なのは、筋肉を鍛えて転ばないような身体をつくることです。

そのためには、歩くことや簡単な筋トレが一番なのですが、ひとたび骨粗鬆症と診断されてしまうと、悪循環がはじまります。

まず、外出しようものなら、家族に「歩いていて外で転んだらどうするの。家でおとなしくしていたほうがいいわよ」といわれ、家でも「段差につまずいたら大変だから、座っていて」といわれます。そしてますます筋力が落ち、やがては寝たきりに――。

骨密度が上がる薬を服用し、骨密度が上がったとしても、それに付随する筋肉がついていなければ、転倒するリスクは変わりません。

骨折しないため、転倒しないために薬を飲んでいるのだとしたら、目的と手段がずれています。骨密度と転倒する、しないは直接つながっていないのです。

筋肉は自分で動かさない限り鍛えられません。先述したように、100歳をすぎたきんさんでも筋肉を鍛えて歩ける脚になったのです。

骨密度を上げる薬は、骨粗鬆症を治す薬ではないので、一生飲み続けなければなりません。しかも私は、骨粗鬆症の薬を飲んで、骨密度が上がったという方にはほとんど会ったことがありません。それでも「先生があと半年様子を見ようといったから」とか「飲んでいるからこれだけの数値でおさまっているといわれたから」と一生懸命薬を飲み続けるのです。

それよりも、筋肉を鍛えて、外出できる丈夫な脚をつくったほうがずっと楽しいと思いませんか。筋肉を鍛える具体的な方法は、第3章で紹介していますので、参考にしてみてください。

◎肩こり、腰痛、関節痛

肩こりやそこからくる頭痛、腰痛など身体の痛みに悩まされている方もたくさんいます。

まず第一にいっておきたいのは、鎮痛剤などの薬を飲んで、身体が訴えている痛みにフタをしないでほしいということです。

鎮痛剤に含まれている成分は、痛みを軽減しているにすぎず、根本的な解決にはなっていません。薬の作用が切れれば再び痛みだし、さらなる薬を服用することにもなりかねないのです。

肩こりや腰痛に悩まされている方は、たとえば姿勢を正してみることからはじめてみてはどうでしょうか。

自分の普段の姿勢はなかなかチェックできないので、座っている姿勢を鏡に映してみたり、写真で撮影してもらうといいでしょう。自分の姿勢に愕然《がくぜん》とする方も多いかもしれません。

第3章で詳しく述べますが、肩こりなどはとくに肩甲骨まわりの血液循環がよくなれば、改善していきます。私も長年肩こりとそこからくる頭痛に悩まされていましたが、運動することであっけなく改善してしまったほどです。腰痛も含めて、筋肉を動かして身体の血行をよくすることはとても大切です。

また、ひざなどの関節痛が気になり、グルコサミンやコンドロイチンなどのサプリメントをとっている方もいるでしょう。

加齢によって軟骨も減っていきますから、そのようなサプリメントを飲むと、何となく軟骨が増えるような気がするのもやむを得ません。

でも、もしもサプリメントを飲んでひざの痛みが消えたのだとしたら、どれだけたくさん飲んだのですか？　と聞きたくなってしまいます。小さな1粒が体中を巡って、どれだけの成分が痛んでいる「ひざ」だけに直接届くのでしょうか。そして、ひざが痛まないように、一生飲み続けるのでしょうか。

体重が原因でひざが痛むのであれば、食事や運動によって減量することのほうが改善の近道になります。また普段の姿勢や生活を振り返ることも大切です。

サプリメントを飲むことが無意味だとはいいませんが、それで本当に痛みがとれるかといったら疑問が残ります。

サプリメントはあくまでも栄養「補助」食品。それよりも、少しずつでも無理のない運動でひざを支える筋肉を鍛えていったほうが、ずっと直接的な効果があると思います。

◎カゼ

すでにお話しした通り、カゼを治す薬はありません。

カゼ薬は総合感冒薬のほか、咳止め、鼻水止め、解熱剤などたくさんの種類が出ていますが、これらはすべて「症状を抑えるため」のもの。薬を飲んで症状を抑えている間に、私たち自身が持っている自然治癒力によってカゼを治しているにすぎないのです。

カゼに伴う咳などの症状は、ウイルスと闘い、身体から排除しようとする免疫反応です。また発熱も同様に、体温を上げて免疫力を高め、ウイルスと闘っている証拠です。薬を飲んでこれらの症状を抑え込むのは、身体がウイルスと闘ってくれているときに、むしろその力をそいでしまうことになります。

もちろん、つらい咳や熱、鼻水でどうしようもなかったり、夜眠れなかったりする場合は薬を飲むのもひとつの方法です。でもその目的は、ゆっくり身体を休めるため。

カゼをひいたときに一番大切なのは、体力を消耗しないように、身体をゆっくり休めて安静に過ごすことです。

ウイルスと闘っている身体が免疫力を十分に発揮できるように、身体を休めてサポートしてあげるべきなのです。

◎インフルエンザ

冬が近づくと毎年、インフルエンザの予防接種の話が出てきます。

「ワクチンを打てばインフルエンザにかからない」「ワクチンを打っておけば重症化を防

げる」との思いから、早めにワクチンを接種している方も多いのではないでしょうか。

結論からいえば、私はインフルエンザのワクチンを含め、すべてのワクチンは打つ必要のないものと考えています。

ワクチンとは、ウイルスを体内に入れることで、そのウイルスの抗体をあらかじめつくっておくということです。インフルエンザワクチンの例でいえば、インフルエンザウイルスを弱めたものを注射していると思われていますが、それは違います。

もしもウイルスを弱めたものだけを注射しているのだとしたら、ワクチンを打った人はみな、軽いインフルエンザにかかるということになります。でも、ワクチンをしたあとに何も症状が出ない方も多いでしょう。それなのに、その冬が越せるくらいの間、ワクチンは有効だといわれます。これは、よく考えるとおかしなことなのです。

一度打ったワクチンが1シーズンもの間、症状を出さずにもつということは、ウイルスが活性化しないように加工が施されているということです。

ワクチンには、ウイルスが活性化しないようにホルマリンが使われているものもあります。

ホルマリンは、発がん性のある劇薬です。そのほかにも、水銀などの有害物質も含まれているのです。

ちなみにインフルエンザの治療薬として知られている「タミフル」ですが、世界の7〜8割を消費しているのは日本人だそうです。日本人の薬好きがここでもよくわかると思います。

高齢者の場合は、インフルエンザにかかると肺炎になりやすい、重症化しやすいといったことをいわれるために、ワクチンを毎年打っている方もいるでしょう。しかし、高齢者や子どもなど、抵抗力がない人にとっては、そもそもワクチンを打つこと自体がリスクになります。

しかも、ワクチンを打ってもインフルエンザにかかる方が毎年います。インフルエンザの場合、いくつかの型があるために、今年流行しそうな型を予測してワクチンを用意します。でもその予測が必ずしも当たるとは限らないのです。

有効かどうかもわからないものを、しかも有害物質が含まれているものを、あえて体内に入れることにどれだけ意味があるのでしょうか。

今はこのようにワクチンの危険性を訴えている私ですが、すでに成人している2人の息子には、推奨されているワクチンはすべて打ってきました。その頃は、ワクチンのリスクや副作用について疑うこともなく、打てるだけの予防接種をして、わが子を守るのが親の責任とさえ思っていました。

薬剤師になったくらいですから、薬はよく効くと思っていましたし、子どもたちも何かあればすぐに病院に連れていきました。小児科には何回通ったかわからないほどで、受付の方に冗談で「定期券を出しましょうか」といわれたほどです。

でも今、私が当時に戻れるなら、ワクチンは一切打たないでしょう。インフルエンザにかかっても、するのは水分をしっかりとって安静にすること。それだけです。なぜなら、子どもが自分の力で治ってくれることを知っているからです。

重篤な病気の場合は別ですが、大切なのは、病気にならないような身体をつくること、万が一病気にかかってもそれに対抗できるような身体にしておくことではないでしょうか。ウイルスに感染することを予想してワクチンを打つよりも、ウイルスを撃退するように免疫力を高めることを考えるべきなのです。

◎不眠

年齢を重ねるにつれて眠れなくなり、睡眠薬を処方してもらっている方も増えています。

でも睡眠薬もカゼ薬と同じで対症療法にすぎず、不眠を治してくれるわけではありません。飲み続けている限り、薬なしで眠れるような日はこないのです。

薬を手放すには、なぜ夜眠ることができないのか、生活習慣を振り返ってみることが必要です。

夜になると自然に眠りに誘う役目を果たしているのがメラトニンというホルモン。メラトニンは別名「睡眠ホルモン」と呼ばれています。年齢を重ねるごとにメラトニンの分泌が減っていくため、高齢者が不眠になりやすくなるのは事実です。そうであるならば、メラトニンの分泌を増やすことができれば、心地よい眠りにつけるはずです。

メラトニンを増やすには、すでにお話ししたセロトニンという「幸せホルモン」が必要です。なぜなら、セロトニンがメラトニンの材料になるからです。

つまり、日中いかにセロトニンを増やしておくかが、メラトニンを増やし、自然な眠りにつなげるコツなのです。

セロトニンを増やすには、まず朝しっかり日光を浴びること。そしてよく歩くことや噛むことなどリズム運動が大切なのはすでにお話しした通りです。また、セロトニンの材料となるトリプトファンという必須アミノ酸をきちんと摂取することも大切です。

トリプトファンは主に食品のたんぱく質に含まれていますので、肉や魚、豆類、チーズやナッツなどを食べるようにするのもいいでしょう。

そして昼間の活動量をできるだけ増やし、心地よい疲労感とともに眠れるようにすることも大切です。今はパソコンやスマートフォンなど、身体よりも頭を使う作業に時間を取られている方も多く、頭だけ疲れて身体が疲れていないために眠れないということもあるようです。

頭を使うことが続くと、身体は緊張し、交感神経が優位になります。眠るためにはリラックスして副交感神経を優位にすることも大切です。眠る1~2時間前にぬるめのお風呂に入ってリラックスするのもいいでしょう。

また、テレビやパソコン、スマートフォンなどの光は、身体を覚醒化させ、不眠の大きな原因にもなっています。夜遅くまでテレビやパソコンを見るのはやめ、明かりを薄暗くしてリラックスできるようにしましょう。

◎抗がん剤

どんなに医療が日々進歩しても、いまだにがん細胞だけを殺す薬は出ていません。私が薬学部の学生時代から、「もしもがん細胞だけを殺せる薬ができたら、ノーベル賞ものだ」といわれたものです。

ではなぜがん細胞だけを殺す薬は開発されないのでしょうか。

それは、がん細胞がほとんどの場合外から入ってきたウイルスや菌ではなく、自分の細胞だからです。

がん細胞をつくったのは自分自身。自分の一部なのです。

私は、がんも生活習慣病だととらえています。

もしもがん細胞だけを殺す薬が開発されたとしても、生活習慣を変えなければ、また自分自身でがん細胞をつくり出すでしょう。ですから、がん細胞だけを殺す薬を開発したところで、意味がないのです。

そうであるにもかかわらず、多くの方は、がんは事故に遭うようなものだと思っています。そして自分は不運だったと嘆いています。でも、必ず自分のなかに原因があるのです。

私もいつかがんになるかもしれません。

薬を飲まず、運動もし、食事にも気をつけていますが、だからといって絶対ならないとは誰もいえないはずです。仕事をして充実した毎日を送りながらも、多忙でストレスも抱えています。何が原因でがんになるかは誰にもわからないのです。がんは遺伝子の変異であり、老化のひとつでもあるのですから。

でも私はそうなったときにどうすればいいかわかっていますから、何も怖くありません。抗がん剤は、必ず正常な細胞も殺してしまいます。私なら、自然治癒力を最大限に発揮できるような道を選ぶでしょう。

がんはいまだに不治の病だと思っている方がたくさんいます。

長い間、がん細胞が発見されるとどんどん増殖し、宿主である人間を食い殺すといわれてきましたから、仕方がないかもしれません。

でも実際、末期がんと宣告されて回復した方は私のまわりにもたくさんいます。

がんと告知された人とそうでない人では、1年以内に自殺する率が20倍というデータもあります。これは、がんが初期であっても末期であっても、です。それだけ、私たちのなかでは「がんは不治の病」という常識が根強いということでしょう。

でも、がんになってしまったのは運が悪かったのでもなんでもなく、自分自身に原因があること、初期がんなら手術なしでも治る確率が高いことを知ったら、気持ちも変わるのではないでしょうか。

がんになったのは、選ばれた不運な人ではなく、自分がつくったのだとわかれば、自分でなんとかしようと思うはずです。

NK細胞（ナチュラルキラー細胞）という細胞の名前を聞いたことがあるでしょうか。

NK細胞はウイルス感染や細胞の悪性化などによって体内に異常な細胞が発生した際、それを攻撃してくれる働きがある免疫細胞です。

がん細胞はがんになったときだけ存在するわけではなく、毎日5000個ほどのがん細胞が日常的に体内で発生しているといわれています。NK細胞は常に全身をパトロールしていて、異常な細胞を見つけるやいなや、すぐに攻撃してがん化を防いでくれているのです。

私たちがNK細胞を活性化できれば、がんを未然に防ぐことができるだけでなく、すでにがん化した細胞さえ殺してくれる可能性があります。

NK細胞を活性化させる方法のひとつが、笑うこと。

笑うことがNK細胞を活性化させることは、すでに医学的にも実証されています。

大いに笑うことが、がんやウイルスに対する抵抗力を高め、免疫力もアップさせるのです。

逆に悲しみやショックなことなどでストレスを受けると、NK細胞の働きは鈍くなり、免疫力がダウンしてしまいます。つまり、がんだと宣告されてショックを受けてしまうと、自ら持っている免疫力をさらにパワーダウンさせてしまうという悪循環に陥ってしまうのです。

今や日本人の2人に1人ががんになるといわれる時代です。少しでもがんを予防するため、またがんと闘える身体をつくるため、「必ずよくなる」という気持ちを強く持ち、生活改善に取り組みたいものです。

年齢を重ねるほど薬に対するリスクも上がる

薬の多剤併用が問題になっています。

薬は多く投与したほうが効果が高くなるという誤解が、このような状況を招いています。

精神科医療においてはとくに問題になっていますが、一般の高齢者でも、1日10錠は当たり前という方も多いはずです。

多剤併用の何が問題になるのかというと、「何が問題になるのかわからない」ことが問題なのです。

薬の成分は1万5000〜2万程度あります。薬は人体実験も含めて薬として承認されてはじめて世に出ます。

でも、考えてみてください。薬は化学合成品です。化学合成品が1万5000もあれば、飲む組み合わせは無限大にあります。

たまたまAとBの薬を飲んだら重大な副作用があることがわかったとしたら、AとBの併用は禁忌とされますが、無限大の組み合わせのなかで何と何を飲んだらどんなことが起こるかは、誰もわからないのです。

ましてや人の身体は千差万別です。同じ人であってもその日によって体調も違うのです。それに対して無限大の薬の組み合わせ……考えただけでも恐ろしくなってきます。

多剤になるほど危険は確実に増えていくでしょう。それも足し算ではなくかけ算の勢いで――。

実際、原因不明の症状で悩まされていた方が、飲んでいた薬をすべて中断したところ、すっかり治ってしまったということも、何度も経験してきました。

たとえば子どもに薬を処方する場合は、子どもを小さな大人とはみなしません。なぜなら子どもは肝臓や腎臓が未熟な状態です。たとえ身体が大きな小学生であっても、大人と同じではなく、機能が未熟なのです。ですから成人と同じ量を飲んではいけないのです。

同じように、年を重ねていくということは、少しずつ身体の機能が衰えていくということになります。これは止めようがありません。当然、肝臓の機能も衰えます。薬に対する代謝機能も衰えていくのです。

そうであるならば、やはり年齢を重ねた方が、30代40代の成人と同じ量の薬を飲んでいたら、身体への負担が大きく、リスクも上がるとは考えられないでしょうか。

もしかしたら機能が未熟な子どもの薬の量を減らすように、高齢になるにつれて薬の量や種類も減らすべきなのかもしれません。

多剤併用をしたらなおさら、危険性は増していくでしょう。本当は高齢者になればなるほど、薬を処方するときには気をつけるべきなのですが、年を重ねるごとに薬の量や種類が増えているのが現実なのです。

「とりあえず薬を出しておきます」ほど怖いものはない

病院で検査を繰り返し受け、数値としては何も異常がないというとき、こんなことをいわれたことはありませんか。

「とりあえずお薬を出しておきますから、様子を見てまた来てください」と。

患者さんは少しも疑問を持たず、「とりあえず」処方された薬を受け取り、律儀に飲み続けることになります。その薬を飲み続けてもきっと、その症状や病気は治らないにもかかわらず、です。

とても怖いことだと思いませんか。

検査で何が悪いのかわからないものに対して、とりあえず出す薬とはどういうことでしょう。冷静に考えると、とても危険なことだと思うのは、私だけではないはずです。

たとえばよくあるのが、検査や数値では何も異常がなく、精神安定剤を処方されたというケース。処方された薬を飲んで本当のうつになってしまったという話もよく聞きます。

その後は、薬の量がどんどん増えていくだけです。

3分診療の弊害はいろいろありますが、薬に関するコミュニケーションも圧倒的に少なくなっています。いえ、少ないどころかまったく抜け落ちてしまっているといってもいいでしょう。

その薬をどういう目的で服用するのか、デメリットは何なのか、ほとんどケアできていないのが現状です。でも本当はどんな病気であれ、患者さんのひとつの命に対して薬を出すのですから、「こういう理由で処方している」ということは伝えてほしいものです。

痛み止めにしても、「痛いときだけ飲んでください」とどれだけの医師が伝えているでしょうか。1日3回と書いてあっても、痛くなければ飲まなくてもいい薬かもしれないのです。抗生物質が一緒に出ている場合などは、薬剤師も「しっかり飲み切ってください」と指導しています。

もちろん、患者さん自身にも責任はあります。

患者さんからしてみれば「お医者さんにまかせているから大丈夫」と思うのかもしれませんが、それは自分の身体を大切にしていないということではないでしょうか。

医師は勝手に患者さんが薬を飲むのをやめることを嫌がりますが、患者さんにとってはたったひとつの自分の身体です。自分の身体の声が何より正しいはずです。

あなた自身が快適に過ごせることが、健康につながることにほかならないのです。

「薬を出さない医師」は悪い医師？

私は医師に「いい」「悪い」はないと考えています。いい医師か悪い医師かというのは、患者さんによって変わると思うからです。それは自分自身が決めること。

たとえばある患者さんにとっては、薬をたくさん処方してくれるのがいい医師かもしれません。病院の待合室でさんざん待たされたあげく、薬を1種類しか出してくれなかったら、不満を持つ方もいるわけです。

つまり、患者さん側がコントロールするべきだということなのです。

それでも、強《し》いていい医師とはどんな先生かと聞かれたら、患者さんが「私は薬を飲みたくありません」「薬を減らしたいのです」といったときに、理解を示してくれる先生ではないでしょうか。

ところが現実には、「ここまで診断されているのに、薬を飲みたくないのなら、命の保証はしないよ」「病気が治らなくても知りませんよ」という医師はたくさんいます。

私の母の話です。はじめて行った整形外科でとても丁寧に診察してくれて、検査もして、「では、お薬を出しておきますね」といわれました。そこで母が「薬はいりません」といったところ、担当医の顔色がみるみる変わり、「何のために病院に来たんだよ。薬がいらないなら、接骨院に行け！」「病院に来た意味がないだろう」と怒鳴られたというのです。

医師側にも言い分があるでしょう。現実的に病院に薬をもらいに来る患者さんが多い以上、薬をたくさん出してあげれば感謝されるのですから。

しかし外科にしても内科にしても、どんな病気も治しているのは自分自身です。薬はその手助けにすぎません。それを医師も患者さんもわかっていれば、こんなに薬に頼らなくてもすむのです。

自分で治しているのではなく、治してもらっているという意識があるから、すぐに病院に行かなくちゃ、となるわけです。

ところが「本当はあなたが治しているのですよ。それを医師や薬がサポートしているだけです」といってくれるような先生はなかなかいません。

「先生、ありがとうございました」と患者さんから感謝され、医師も、「自分が治してあげた」とまではいいませんが、それに近いような感覚を長い間、持ってきてしまっています。

もしも「薬を飲みたくない」「薬を減らしたい」といったとき、医師に反対されたらどうすればいいでしょうか。

まずはなぜそう思ったのか、理由をきちんと医師に伝えることが大切です。そのうえで不機嫌になったり、怒ったりするような医師だったら、こちらから身を引けばいいだけのことです。医師は星の数ほどいますし、あなたの身体のことを理解しようとしてくれる医師は必ずいます。

飲みたくもない薬を「いわれた通りにしなくては診てもらえなくなる」「近所で行きやすい病院だから」といった理由で飲み続けているのが、はたしてあなたの身体のためになることでしょうか。

たったひとつのあなたの身体、命です。また一から検査をするのが面倒だからとか、あの病院は空いているからとか、そのような理由で決めることではありません。

最後に判断するのはあなた自身です。

薬を減らすには、生活習慣の見直しが欠かせない

私が主宰するウォーキング教室に来てくださる生徒さんで、かつて脳卒中で倒れた経験を持つ方がいます。

その方は1日10錠の薬を飲んでいました。倒れる前はとても多忙で、身体に無理を重ねていたことをすっかり反省し、仕事も自分のペースでできるものに変え、食生活も見直して、ウォーキングもはじめ、すっかり健康的になっていました。

ところがそれでも主治医は薬を減らすことはなく、相変わらず同じ薬がずっと処方されていることに疑問を感じていたそうです。

以前と同じような生活を続けているのなら薬が減らないのもわかりますが、今は180度変わって生活改善していて、自分でも明らかに元気になっているのを実感していたので、自主的に薬をすべてやめてしまったそうです。

これはかなり勇気がいることだったでしょう。さぞ、何かが起こったかと思いきや、それ以来、一切発作は起きておらず、健康そのものだそうです。

たしかに断薬するのは最初は怖かったようで、ときどき服用することもあったそうですが、ウォーキングを続けて食事も変えていくことで自信がつき、「もうやめていいのだ」とふっきれたといいます。

もちろん、すべての方に当てはまるケースであるとは思いません。ただ、日々自分で自分の免疫力を上げることをやっていれば、必ず身体は応えてくれます。このケースの場合は、自分の生活を本当に真剣に見直して変わったからこそ、安心して薬をやめられたのだと思います。

これに対して、「何もしていませんが、薬は怖いのでやめます」というのが一番リスクが高いことです。

先生に内緒で自己判断で薬をやめてしまう方もいますが、先生は薬を飲み続けていると思うから処方するのであって、そこは正直に伝えるべきでしょう。

もっと患者さん自身が主導になっていいのです。

私が講演会をすると、質問コーナーで「○○の薬を飲んでいますが、飲み続けたほうがいいでしょうか」「○○の薬をやめてもいいでしょうか」といった質問を受けることがよくあります。しかし、こういった質問自体が、自分の大切な身体を人まかせにしてしまっていることにならないでしょうか。

私はその人自身ではありませんから、「薬をやめましょう」とはいえません。

私が「薬を飲まないほうがいい」といったからやめたのだとしたら、裏を返せば医師に「薬を飲みなさい」といわれたから飲んだということと、「他人に自分の身体をゆだねる」という意味では同じです。

自分で決めたことなら、たとえ何かあっても、対処しようと思えますし、自分の身体に「薬を飲む」という選択も自分でしてほしいと思います。

責任も持てるでしょう。

「飲め」といわれたから、逆に「飲むな」といわれたからこうなった、と人のせいにしてほしくないのです。

あなたの大切なたったひとつの身体は、お金で買えるものではありません。他人に判断をゆだねる前に、薬について「知ろう」とすることが大切なのです。

今は処方された薬がどのようなものかわかる本も出ていますし、インターネットでもすぐに調べられます。それによる副作用の情報もわかります。知る機会はいくらでもあるのです。
すべて知ったうえで、責任を持って薬を飲むのなら、それも選択のひとつです。
しかし、生活改善をしながら徐々に薬を減らしていくという選択肢もあります。それこそが、この本のなかで繰り返し述べてきた、「自分のなかの100人の名医」に働いてもらうことなのです。

医師はあなたの身体を診てはくれますが、あくまでも「他者」。あなたの痛みを痛みとして感じてくれるわけではありません。あなたの身体はあなた自身が一番よくわかっているはずです。

今、生活習慣病の薬を飲み続けている方は、安易に薬をやめるのではなく、まずは生活改善をすることが第一歩。そうすれば必ず、数値などに変化があらわれてきます。そして少しずつ薬のいらない身体に近づけていけばいいのです。

薬に頼らず健康に暮らすのは、毎日の習慣が大切。とはいえ、難しいものではありません。いつもの生活のなかでほんの少し意識を変えるだけでできることばかりです。

次の章からはその具体的な方法を紹介していきましょう。

第3章

筋肉を使えば100歳からでも若返る！

「薬漬け」だった私が薬をやめられた理由

今でこそ「薬を使わない薬剤師」として活動している私ですが、実は私自身、一番の「薬教」の信者でした。

自分でいうのもなんですが、私は小さいときからいわゆる「いい子」で、まわりに気を使って頑張っていました。そのせいか私の肩こりは小学生の頃からはじまっていたのです。

私は4人きょうだいの末っ子でしたが、兄と姉は病気で亡くなっています。ですから、実質的には、子どもの頃から病気がちだった4歳年上の姉と2人姉妹でした。

両親は入退院を繰り返す姉にかかりきりでしたから、自分はしっかりしなくてはいけないと子ども心に思っていたのでしょう。今思えば、ひどく大人びた一面もあったような気がします。

そんな状況でしたから、肩こりとそれに伴う頭痛はますます悪化していきました。頭痛薬を飲みはじめたのは中学生のときです。大学生の頃には頭痛薬が手放せなくなっていましたが、整形外科医からも「頸椎がずれているから治らない」といわれていたため、私自身、薬とは一生のつき合いだと思っていたのです。

そんな生活は薬剤師になってからも続きました。薬剤師になってからは、薬の知識もあれば、すぐに手に入るという状況です。それでも、いえ、だからこそ、痛いのだから痛みをとらなくてはいけないと、薬を飲んでいました。痛みをとらなければ、仕事も続けられなかったからです。

頭痛があるから痛み止め、血行をよくするためにビタミン剤をプラス。でもそれもだめで、次は筋弛緩剤です。症状がよくなるどころか、ひどい倦怠感に悩まされたことを今でも覚えています。

自分の身体を自分で何とかしようと思うことはまったくなく、薬で何とかしてもらおうと思っていたのです。

やがて薬によって胃潰瘍になり、胃潰瘍の薬も飲むようになりました。さらに30代では肋間《ろっかん》神経痛になり、気づいたら1日17錠もの薬を飲んでいたのです。

その頃の私は、薬剤師になるくらいですから、当然「薬はいいもの」と信じていました。だから「これを飲んで治らないならこれを足せばいい」と、どんどん薬を上乗せしていったのです。

そんな私が薬を手放すことができたきっかけは、ウォーキングでした。

それは30年間、自分の身体を他人まかせ、薬まかせにしていた私にとっては、あっけないほど簡単なことだったのです。

筋肉は自分自身。だから変えられる!

長年頭痛や肩こりに悩まされていた私にとって、「痛み」は抑えるものであり、身体が私に訴えているSOSであることもわかりませんでした。自分の身体の声をまったく無視していたのです。

それがウォーキングをはじめると、自分でも驚くほどあっという間に改善されていきました。

正しい姿勢で正しい歩き方を続けるだけで、激しい頭痛がなくなり、首もスムーズにまわせるようになったのです。

もちろん、正しく歩くだけで、ずれていた頸椎が治ったわけではないでしょう。しかし、頸椎がずれていても、正しく歩けば痛みを取り除くことができるということなのです。

こうして、自然に薬を手放すことができ、「薬教」から「筋肉教」へシフトしていくことになりました。

薬を飲み、病院に通っていると、どうしても他力本願になってしまいます。「病気を治してもらう」「薬を飲めばなんとかなる」と。

それに比べて「筋肉教」はなぜいいのかというと、筋肉は自分自身だからです。

だから自分で何とかしようと思えば、いくらでも変えられますし、よくなっていくのです。

私が講演会で「私が大好きなもの、それは筋肉です」というと、笑いが起こるのですが、冗談ではなく本気でいっています。筋肉は本当に素直なのです。なぜなら、筋肉は鍛えれば必ず応えてくれるからです。

私自身が30年以上悩んでいた頭痛や肩こりが姿勢を直し、歩き方を変え、筋肉を鍛えただけで治ってしまったのですから、間違いありません。

もちろん今は、頭痛や肩こりとは無縁になりました。お話ししたように、私は胃潰瘍に何度もなっていますが、筋肉を鍛えるようになってからは、潰瘍にもならない身体になりました。

「人間は自らのなかに100人の名医を持っている」というヒポクラテスの言葉を先に紹介しましたが、身体を動かし、筋肉を鍛えることは、100人の名医たちがいきいきと動き出すきっかけになるでしょう。そしてそれは私だけでなく、誰にでも起こり得ることなのです。

一生のおつき合いと思っていた薬さえ、必ず手放すことができます。これは私自身が経験したからこそ、自信を持っていえることなのです。

筋肉は「退化」はしても「老化」はしない

ここでとっておきの秘密を教えましょう。

実は身体の組織のなかで、唯一、筋肉だけが老化しないのです。

これも私が筋肉が大好きな理由のひとつ。知っているようで知らない事実で、驚かれる方も多いのではないでしょうか。

「そうはいっても、年をとれば筋肉が落ちてくるだろう」「若い人に比べて筋肉があるとはとても思えない」という声が聞こえてきそうですが、それもそのはず。

筋肉は「老化はしないけれども、退化する」からです。つまり、鍛えなければ衰えるということ。

逆にいえば、鍛えさえすれば、何歳からでも応えてくれるのが筋肉です。

先に紹介した、きんさんのケースを思い出してください。おんぶされることでしか移動できなかったきんさんは、100歳すぎてから歩けるようになったのです。

もし筋肉が老化する一方だとしたら、100歳すぎてから歩けるようになるはずがありません。筋肉は、100歳からでも鍛えられるのです。

また冒険家の三浦雄一郎さんも、一時は体重増加、高血圧、不整脈などであと2年の命といわれながら、60歳をすぎてから筋トレを開始。見事に80歳でエベレスト登頂を果たしました。

きんさんや三浦さんが特別な人というわけではありません。筋肉は誰もが鍛えることができ、いつでも生まれ変わることができるものなのです。

サボるとなくなる、鍛えると増える——筋肉は本当に正直者です。

私はよく、筋肉を貯金にたとえます。貯金ではなく「貯筋」ですね。筋肉は、努力次第で貯金のように貯めていくことができるのです。では筋肉は、どんな種類の貯金だと思いますか。

普通預金でしょうか？――それではコンビニでも簡単に下ろせてしまうので違います。では、定期預金でしょうか？――一度貯めておいても、そのままにしておけば、筋肉はどんどん衰えてしまいますね。

正解は「積立貯金（積立貯筋）」です。

そう、毎日毎日コツコツ貯めていくことができるのが筋肉なのです。少しずつでも積み立てていくことで、確実に自分の財産になります。ただし、サボってしまうと貯筋はだんだんなくなってしまいますから要注意。

そしてうれしいのは、貯筋をすると「貯骨」にもなるということ。

筋肉を鍛えると、もれなく丈夫な骨がついてくるのです。身体を動かして筋力をつけると血行がよくなり、体温も上がります。すると、骨をつくる細胞の働きもよくなるため、骨密度の高い、丈夫な骨がつくられやすくなっていきます。また、骨に適度な負荷を与えることになるため、骨も鍛えられるのです。

すでにお話ししたように、骨密度が低い、または骨粗鬆症といわれたからといって、家に閉じこもっていては筋肉は退化する一方になり、ますます転倒して骨折するリスクが上がってしまいます。

「筋肉は老化しない」と聞くと、そのときは「鍛えなければ」と思うでしょう。でも人間は忘れてしまう生き物です。私は、常に筋肉を意識して生活してもらうために、「筋肉は老化しない。退化する」と紙に大きく標語のように書いて、トイレに貼ることをすすめています。トイレに行くたびに目につくので、とても効果的ですよ。

筋肉量が上がると免疫力も上がる

なぜこんなに筋肉の重要性をお伝えしているのかといえば、筋肉量のアップは、そのまま免疫力のアップにつながるからです。

つまり、筋肉量を上げれば、病気になりにくい身体をつくることができるのです。

基礎代謝という言葉を聞いたことがあるでしょう。

基礎代謝とは、人間が生命活動を維持するために必要なエネルギーのことです。運動をしていなくても、呼吸しているだけ、寝ているだけでも私たち人間はエネルギーを消費し、代謝をおこなっています。

筋肉量が上がれば、基礎代謝量も上がります。代謝がよくなれば、体温も上がります。すると、第1章でお話しした通り、免疫力も確実にアップするのです。

ちなみに、がん細胞も温度の低い環境になると活発になるため、低体温の人は要注意です。最近の研究でも、がん細胞は39・3度で死滅することが明らかになっているのです。

「ふくらはぎをもむ」より「歩く」のが効果的

筋肉量を増やすことは、誰でも無理せずできる簡単な免疫力を上げる方法です。難しいエクササイズや、激しい筋トレは必要ありません。

その最も簡単な方法が、歩くことです。

人間の筋肉の7割以上が下半身にあります。筋肉量を増やす効率的な方法は、下半身を動かすこと。つまり、歩くことなのです。

歩くことはコレステロールが下がるだけでなく、血圧を下げ、血糖値を下げます。脳の活性化にもつながり、認知症予防にも一番いいといわれています。私のまわりにも、生活改善をして歩きはじめたら、血圧が下がった、血糖値が下がったという人はたくさんいます。こんな簡単な方法を取り入れないのは、本当にもったいないことです。

ふくらはぎが「第二の心臓」といわれているのはよく知られているでしょう。ふくらはぎはポンプのような役目を果たしています。

ただし、このとき正しい歩き方をしなければふくらはぎはポンプの役目を果たしてくれません。足を上げず、すり足のように歩いていては意味がないばかりか、つまずいて転倒の原因にもなってしまいます。

正しく歩くためにはかかとから着地し、足が離れるときにつま先で蹴り出すようにするのがポイントです。そうすると、ふくらはぎが活発に動き、伸びて縮むポンプのように動いてくれるのです。

普段歩いているときに、ふくらはぎを意識している人は少ないでしょう。でもこの「意識する」ということがとても重要で、歩きながら意識を集中すると、ふくらはぎの筋肉が伸び縮みしていることがわかるはずです。

ストレッチなどをするときもそうですが、人間の身体は「ここを鍛えるぞ」「ここが伸びているぞ」などと意識するだけで、効果が大幅にアップするのです。

意識をすれば、筋肉は必ず応えてくれます。

ふくらはぎが伸び縮みし、ポンプのように動けば当然、血液の流れもよくなります。

血液は、心臓から動脈で全身に運ばれ、静脈を通って心臓に戻されます。上から下に戻れるときはいいのですが、下から上に向かって流れるときは、重力にさからわなければなりません。足の末端から心臓に向かって血液が流れるには、ポンプの力が必要になります。その動きを「ミルキングアクション」といいます。

ミルキングアクションとは、牛の乳搾りのような動きという意味です。

心臓から送り出された血液は、重力の関係でどうしても下半身に滞りがちになります。そこでふくらはぎのミルキングアクションによって、心臓に血液を送り返し、心臓の負担を減らしてくれるのです。リンパや老廃物も流すことができます。

これがふくらはぎが「第二の心臓」といわれるゆえんです。

ですから、日頃からふくらはぎをしっかり鍛え、ミルキングアクションがスムーズにおこなわれるような状態にしておくことが大切です。つまり、正しく歩くことでふくらはぎを刺激するのが得策なのです。

ミルキングアクションで血流がよくなれば、体温が上がり、免疫力が上がるのは、もういわなくてもわかるでしょう。正しい歩き方については、この後述べます。

昨今、「ふくらはぎをもむ」健康法も大変話題になりました。ふくらはぎを刺激するという意味では、ふくらはぎをもむのも同じ効果があると思われる方もいるでしょう。

しかしながら、ふくらはぎをもむよりも、歩くほうが有効だといえます。

もちろんふくらはぎをもむことも悪くはないのですが、ふくらはぎをもんで血行をよくしているのは、あくまでも「外から」の力。逆にいえば、もむことで外から刺激を与え続けなければ血行がよくならないということです。

一方で歩くことは、身体のなかからふくらはぎに刺激を与えることになります。

正しい歩き方をしているときは、ふくらはぎの筋肉は収縮します。実は歩くという行為だけで、ふくらはぎを内側からもんでいることと同じ作用をもたらしているのです。

ですから1日10分もむよりは、1日10分でも歩くほうがいいのです。ふくらはぎをもんでも筋肉はつきませんが、歩けば筋肉が刺激され、鍛えることもできます。

「身体の内側の筋肉」を鍛えるのがポイント

ひとくちに筋肉といっても、筋肉は大きく2種類に分けられます。

ひとつは身体の外側にある筋肉（アウターマッスル）で、大胸筋、三角筋、大腿四頭筋などが代表的。

アウターマッスルは、トレーニングマシンなどを使った一般的な筋トレで鍛えることができます。

アウターマッスルを鍛えると、筋肉は太く重くなり、いわゆる「ムキムキ」の身体になります。ただ、トレーニングをしないと、筋肉はすぐに落ちてしまうのが特徴です。

そしてもうひとつは身体の内側にある筋肉であるインナーマッスルです。棘上筋《きょくじょうきん》、棘下筋、肩甲挙筋《けんこうきょきん》、腹横筋、大腰筋など、身体の中心に近い部分にあり、普段はほとんど意識することがない筋肉です。

インナーマッスルは細くしなやかな筋肉なので、身体に負担をかけずに鍛えることができます。また、いったんついたらなかなか落ちないのも特徴です。まさに「積立貯筋」ができるというわけです。

よくダイエットにはインナーマッスルを鍛えると効果的といわれます。インナーマッスルを増やせば、基礎代謝量が増え、脂肪がつきにくく、肥満になりにくい身体になるというメリットもあるのです。

ふれることもできないインナーマッスルを鍛えるいい方法が、先に述べたウォーキングなどの有酸素運動。そしてこの後ご紹介する、私が考案した「ベジタサイズ」というエクササイズです。

ベジタサイズは伸ばす、ひねる、という動きが多いのですが、「ひねる」動きは、身体の中心部にあるインナーマッスルに刺激を与えることができます。

濡れているぞうきんをイメージしてみてください。そのぞうきんを半分にたたんで、パンパンとたたいても、水は全部抜けないですよね。ぞうきんに含まれる水分を出すには、絞る、つまりひねればいいでしょう。ひねることによって、ぞうきんの繊維についている水分まできれいに絞れます。これと同じで、ひねるという動きは、身体の中心部に力を加えることができるのです。

インナーマッスルは外から触っても鍛えることはできません。「ひねる」という動きを入れることで、しなやかな筋肉がつき、骨に刺激を与えるので、骨も強くなる効果が期待できます。また、しなやかな筋肉がつくことで身体の可動域が広がり、転倒や骨折などのリスクも確実に減っていきます。

「ベジタサイズ」で身体がどんどん若返る!

スクスク成長し、しっかり大地に根を張っている野菜をイメージしておこなうエクササイズが「ベジタサイズ」です。

私が「筋肉」と並んで尊敬してやまないのが「野菜(植物)」です。

考えてもみてください。植物の力はすごいのです。大地に根を張り、風が吹こうが雨が降ろうが、その場所を動くことができない。何があっても逃げることもできない。ものもいわなければ、攻撃することもできません。動物や人間のように食べものを取りに行くこともできませんが、今いる自分の範囲のなかで、養分を吸ってお日さまを浴びて、しっかりと生きています。

ということは、植物そのものにすごい自浄作用や抗酸化作用があるということではないでしょうか。はかりしれないほど生命力が強いのです。

ベジタサイズは、その植物のエネルギーを取り入れて、イメージ力を働かせておこなうエクササイズです。

イメージするということはとても大事で、イメージするとしないでは、身体の動きは大きく違いますし、効果もまったく違ってきます。

「野菜になった気持ちで」というと、冗談かと思う方もいるかもしれませんが、身体を使ってイメージすることで、イメージ力の大きさを実感できます。

たとえば「いい姿勢で立ってください」といって、普通に立ってもらいます。そのとき、私が横から上半身を軽く押すだけで、普通の人はぐらついてしまうのです。ところが、後で紹介するベジタサイズの「芽生えのエクササイズ」をしてもらい、「野菜になったつもりで、大地にしっかり根を張っているイメージをしてください」と伝え、イメージ力を働かせたあとでは、私が横から押しても、姿勢は崩れません。

もちろん、必要以上に足に力が入っているということではありません。意識すること、イメージすることで身体が変わるのです。

そしてイメージするだけで身体の可動域さえ広げることができます。

たとえばこの後出てくる「豆の木エクササイズ」は、自分が『ジャックと豆の木』の豆の木になったイメージでおこないます。

『ジャックと豆の木』の豆の木は、一夜にして天にも届く勢いでつるを伸ばしていきます。「豆の木エクササイズ」は腕を上に伸ばしてひねる動きをします。このとき、普通に「腕を伸ばしてひねってください」というのと、「豆の木になったつもりで、つるを巻くようにもっと遠くまで伸びましょう」というのでは、可動域に大きな差が出てきます。もちろん効果も違ってきます。

それだけでなく、「大地にしっかり根を張って立つ」「天に向かってまっすぐ伸びる」とか「双葉が開くように両手を広げる」といった言葉から元気なイメージをふくらませて、楽しくエクササイズをしてほしいという願いも込めています。

ベジタサイズは道具もいりません。大きくて高価なマシンもいりません。自分の身体ひとつでいつでもどこでもできるエクササイズです。それどころか、大きな動きや激しい動きもないため、エクササイズが苦手な人でも大丈夫。30㎝四方のスペースがあればすぐできます。

自分で自分の身体に負荷をかけるので、自分の限界もわかります。ですから無理をすることもなく、安全です。しかも、続けるうちに身体がやわらかく、より伸びるようになっていくことが実感できるでしょう。

88歳でも、1カ月で歩ける筋肉がつく！

先ほど「筋肉は老化しない」と述べましたが、ベジタサイズは何歳からはじめても効果があらわれます。

足元がおぼつかなかった90歳と88歳のご夫婦も、息子さんにベジタサイズを教わってさっそく実践したところ、筋力がついて歩けるようになりました。

88歳のお母さまは、だんだん腰が曲がり、歩くことも難しい状態になっていました。ちょっとした段差でつまずき転倒、救急車で運ばれるということがあってから、息子さん夫婦はお母さまを施設に入れることを考えていたといいます。

ベジタサイズを受講していた息子さんは、自分の肩こりがよくなったこと、猫背がなおったことなどを実感していましたが、もう歩けなくなる寸前のお母さまには無理だろう、と思っていたそうです。

それでも最後の望みをかけてベジタサイズを教えたところ、曲がっていた腰がみるみる伸びていき、1カ月後にはほぼ通常の歩行ができるようになったのです。

驚いた息子さんは、今度は腰が曲がってきた90歳のお父さまにもベジタサイズを教えました。お父さまもしっかり歩けるようになり、息子さんと今でも一緒にゴルフに行っているそうです。

このように、ベジタサイズを実践している方からは、うれしい報告がたくさん届いています。

それではさっそく、正しい姿勢で歩き、インナーマッスルを鍛えるベジタサイズのやり方を紹介しましょう。

ステップ❶ 正しい姿勢で立つ

セミナーなどでみなさんの姿勢を見ていると、ただ胸を張って腰を反らせているだけの方、首が前に出てしまっている方など、正しい姿勢で立っているつもりでもまったく立てていない人がほとんどです。

肩こりや腰痛、ひざの痛みなどには姿勢が大きくかかわっています。

背中を丸めた猫背になれば、肩こりになります。すると頭痛が起こります。腰を反り気味に立てば、腰に負担がかかって腰痛になります。

また身体の片側だけに重心をかけて立つクセのある人は、股関節痛やひざなどの関節痛になりやすくなります。正しい姿勢ができれば、これらの身体の痛みも改善するはずです。鎮痛剤が手放せなかった人でも、歩くだけで痛みが改善し、薬が手放せたというケースもたくさんあるのです。

正しい姿勢で立つのに役立つのが先ほど説明したイメージ力です。

まず、種を土のなかに埋めて、やがて芽が出て、お日さまに向かってまっすぐ伸びる、ということをイメージで伝えます。すると、胸を張ったり、腰を反らせたりすることなく、自分自身でまっすぐ上に伸びようとします。

実際は背骨を支えている仙骨《せんこつ》がすべった状態から上を向き、背骨の近くにあるインナーマッスルである脊柱起立筋が上に引き上がっていくのですが、それがイメージ力によって無意識にできてしまうのです。

芽生えエクササイズ

土から生える双葉になったイメージで姿勢を整える

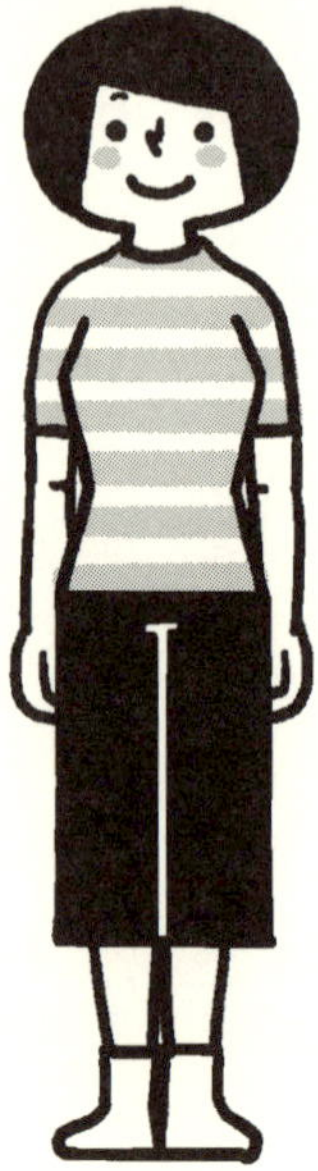

①脚をそろえてまっすぐ立つ。

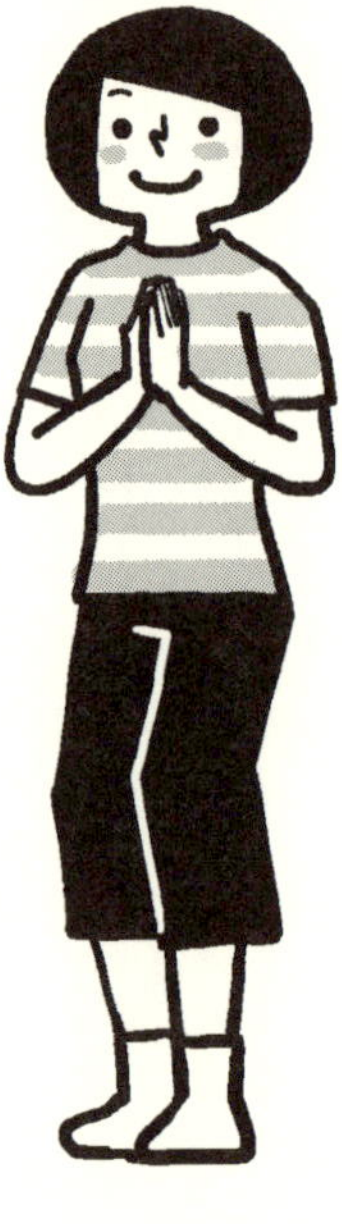

②手を軽く胸の前で合わせて種をつくる。
腰をまっすぐおろし、中腰になる。
（これから芽生える種を埋め、エネルギーをためていく）

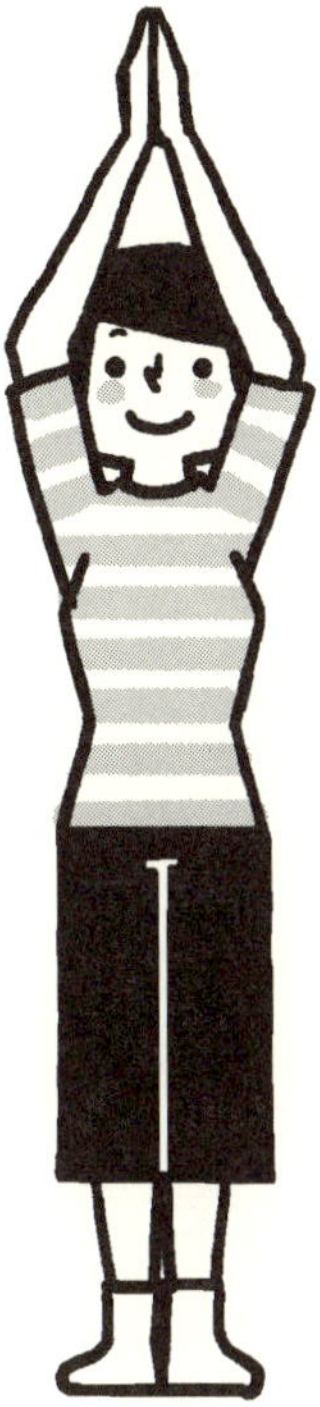

③脚を伸ばして立ち上がる。
手を合わせたまま、できるだけ高い位置を目指して上げていく。
（土の中からまっすぐに芽が伸びていく）

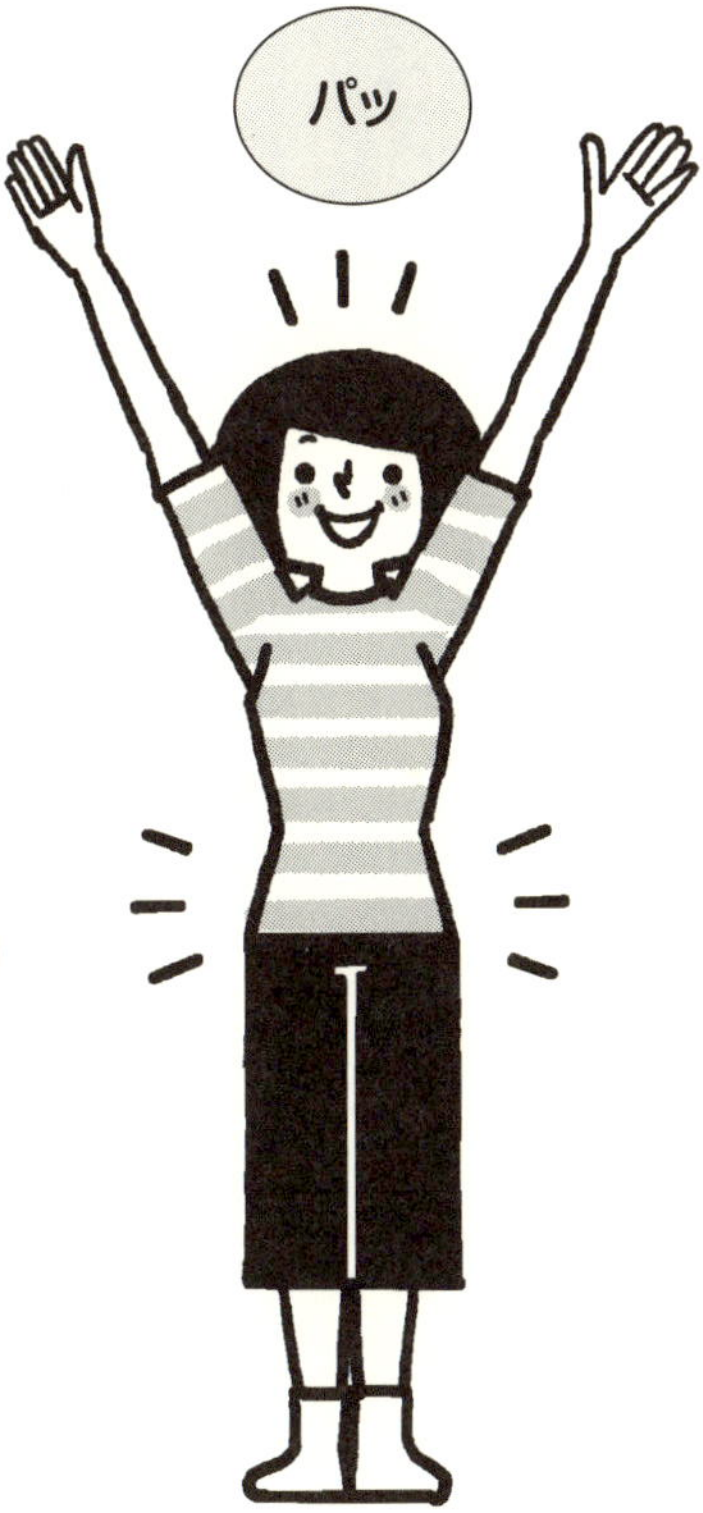

④腕を45度くらいにパッと開く。
このとき、お尻をキュッと締める。
（双葉が開き大地に根っこを張るイメージ）
①〜④を３回ほど繰り返す。

正しい姿勢は、正しい歩き方につながります。いい姿勢が、歩く前段階として重要なのです。

どんなスポーツでも「構え」がありますね。構えとは、「用意ドン！」の「用意」に当たる部分です。たとえば剣道、テニスなどを思い浮かべてみてください。その構えからスタートしていくでしょう。

正しい歩き方の「構え」に当たるのが、正しい姿勢です。「さあ、歩くぞ」となったときに、構えである姿勢が間違えていたら、正しい一歩を踏み出せないのです。

土から生え出る双葉をイメージした「芽生えエクササイズ」（124ページ〜）は姿勢美人をつくるエクササイズ。芽生えエクササイズをおこなうだけで、正しい姿勢をとることができるのです。イメージ力を働かせることで、無理なく身体が動くことを実感できるはずです。

ステップ❷ 肩甲骨をほぐす

いい姿勢で歩くためのポイントは肩甲骨にあります。

私たちは日常生活を送るなかで、身体の後ろ側を意識することはほとんどありません。もちろん身体の後ろ側を動かすこともまずないといっていいでしょう。

本を読むとき、パソコン作業をするとき、料理をつくるとき、掃除機をかけるとき――スポーツをするときでさえ、動かしているのは身体の前側ばかりです。

普段は意識していない身体の後ろ、とくに肩甲骨を意識するだけで、身体は驚くほど変わります。

肩甲骨を動かすと、肩甲骨のまわりにある褐色《かっしょく》脂肪細胞が刺激されます。

褐色脂肪細胞とは、脂肪を燃焼してエネルギーをつくるというすばらしい細胞です。

私たちの身体には、白色脂肪細胞と褐色脂肪細胞の2種類の脂肪細胞があります。白色脂肪細胞は下腹部、太もも、お尻、背中などに分布していて、余分な脂肪を中性脂肪として貯め込む働きがあります。褐色脂肪細胞は白色脂肪細胞からエネルギーを受け取ると、それを燃焼して体温を上げて身体を温める働きがあるのです。つまり、褐色脂肪細胞が多く活発に働くほど、脂肪をどんどん消費してくれるのです。褐色脂肪細胞を刺激すれば代謝もよくなり、肥満を予防する効果があるというわけです。

肩甲骨とその周辺には、褐色脂肪細胞があります。肩甲骨を動かせば、肥満予防効果もあるうえに、体温も上がり、免疫力も上がるというわけです。

　まさに肩甲骨は「健康のコツ」なのです。


「豆の木エクササイズ」（130ページ～）は、この肩甲骨まわりを刺激し、伸ばし、ひねる動きです。「ひねる」動きは、すでにお話ししたように、インナーマッスルを鍛えます。「豆の木エクササイズ」は肩甲骨まわりを気持ちよくほぐすことができるので、肩こりに悩まされている人にもおすすめのエクササイズです。

　ふくらはぎを外からもむよりも、歩くほうが内側からの刺激になるから効果的だとお話ししました。それと同じで、肩こりも、外からもむだけでは一時的に血行はよくなるかもしれませんが、長続きしません。外側の筋肉を刺激しているにすぎないからです。

　一方、「豆の木エクササイズ」は、インナーマッスルを刺激しますから、肩こりが楽になり、しかも効果は長続きします。

　ここでもイメージ力が大切で、『ジャックと豆の木』の豆の木になったつもりで、つるがどんどん伸びていくように腕をひねりながら遠くに伸ばします。

　たとえばトレーニングマシンで、二の腕にある上腕二頭筋を鍛えれば、硬くて太い立派な筋肉はでき上がるかもしれませんが、鍛えているのはあくまでも外側の筋肉。腕の可動域が広がることはありません。

ところがインナーマッスルを鍛えると、内側の筋肉は、しなやかにやわらかく伸びるので、可動域が広がります。

とくに肩甲骨まわりは、インナーマッスルが集中している部分です。「豆の木エクササイズ」をおこなった前と後とでは、肩関節のやわらかさが変わり、前よりもひねることができたり、腕を後ろで組んで高く上げることができたりします。一度おこなっただけでも変わるので、ぜひ試してみてください。

ひどい肩こりと頭痛に悩まされ、毎週整体に通っていた70代の女性は、私の教室に通い「豆の木エクササイズ」をおこなったところ、すっかりよくなってしまいました。「おかげで整体の施術代が浮いたので、孫を焼き肉に連れて行きました」と笑顔でおっしゃっていました。

豆の木エクササイズをおこなう際は、イメージ力も大切ですが、「肩甲骨を意識する」ことも同じくらい重要です。「今、あなた（肩甲骨）を意識して動かしていますよ」と思うことで、いつも身体の後ろ側にいて、脚光を浴びなかった肩甲骨も、そのまわりの筋肉

豆の木エクササイズ

豆のつるをイメージして肩甲骨をやわらかくする

上に伸びる

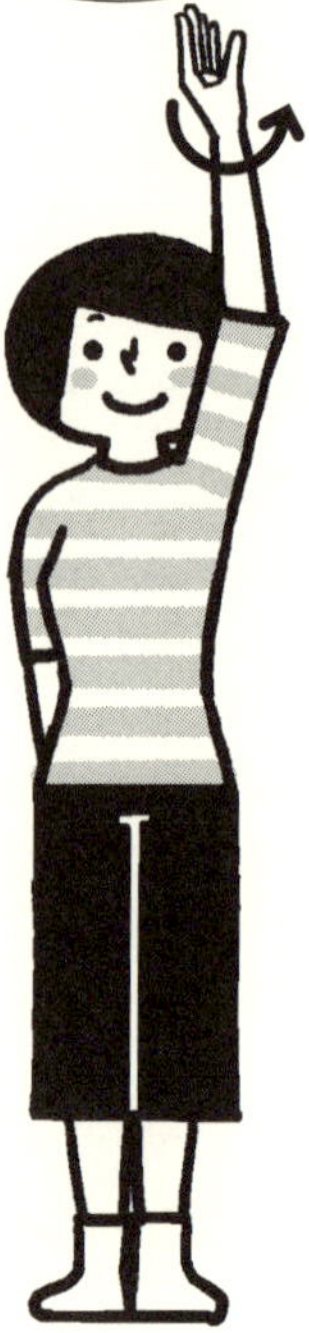

①脚をそろえてまっすぐ立ち、肩甲骨までが腕だと意識して伸ばしていく。
手のひらを、親指を中心にして外側にひねりながら上に伸ばしていく。
（『ジャックと豆の木』に出てくるエネルギーいっぱいの豆の木になった気持ちで）

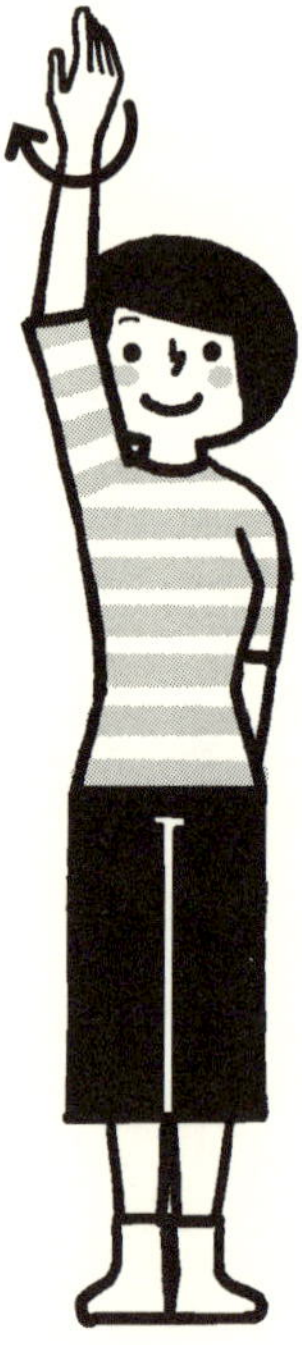

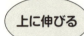

②上げていた腕をおろし、反対側の腕も①と同様におこなう。
（豆のつるがぐんぐん伸びていくように指先をなるべく上に伸ばす）
このとき、動かさないほうの腕は肩甲骨に寄せるように少し引く。

前に伸びる

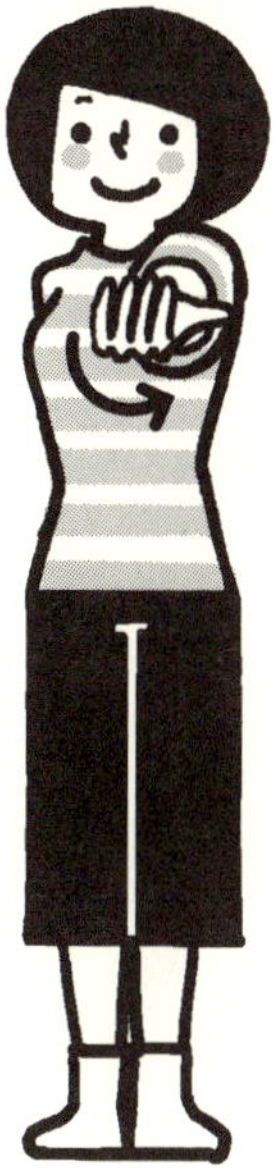

③手のひらを上に向け、親指を中心にしてひねりながら前に伸ばしていく。

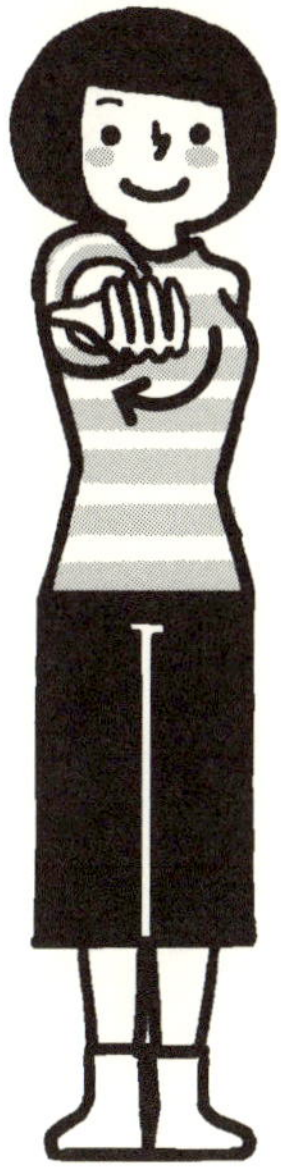

④上げていた腕をおろし、反対側の腕も③と同様におこなう。

横に伸びる

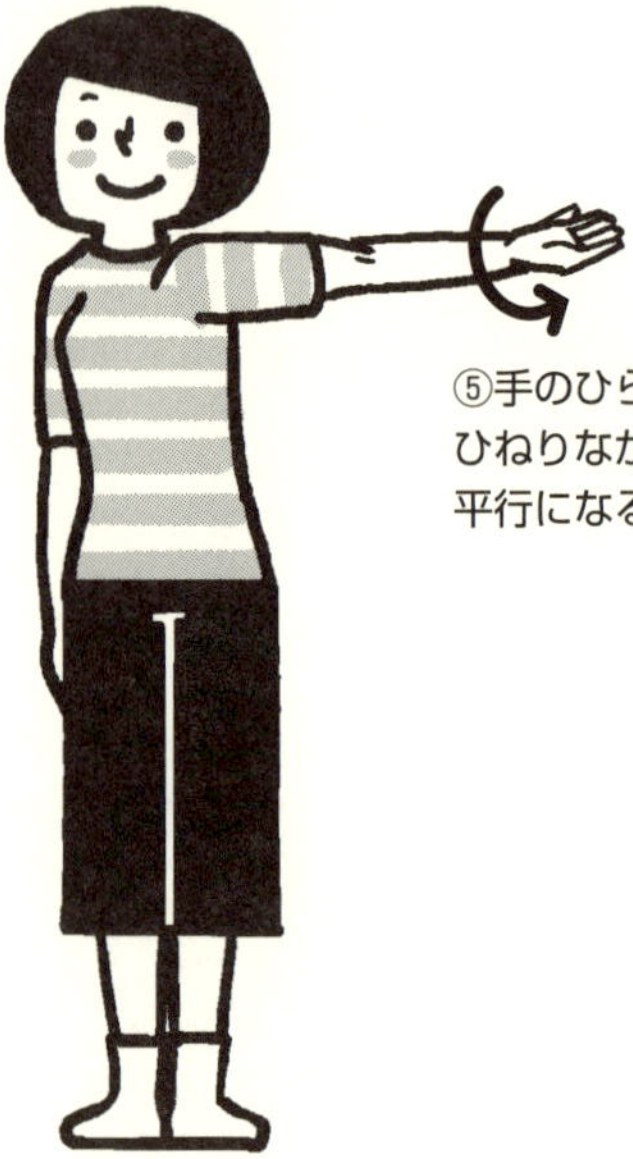

⑤手のひらを上に向け、親指を中心にしてひねりながら横に伸ばしていく。腕は床と平行になるようにする。

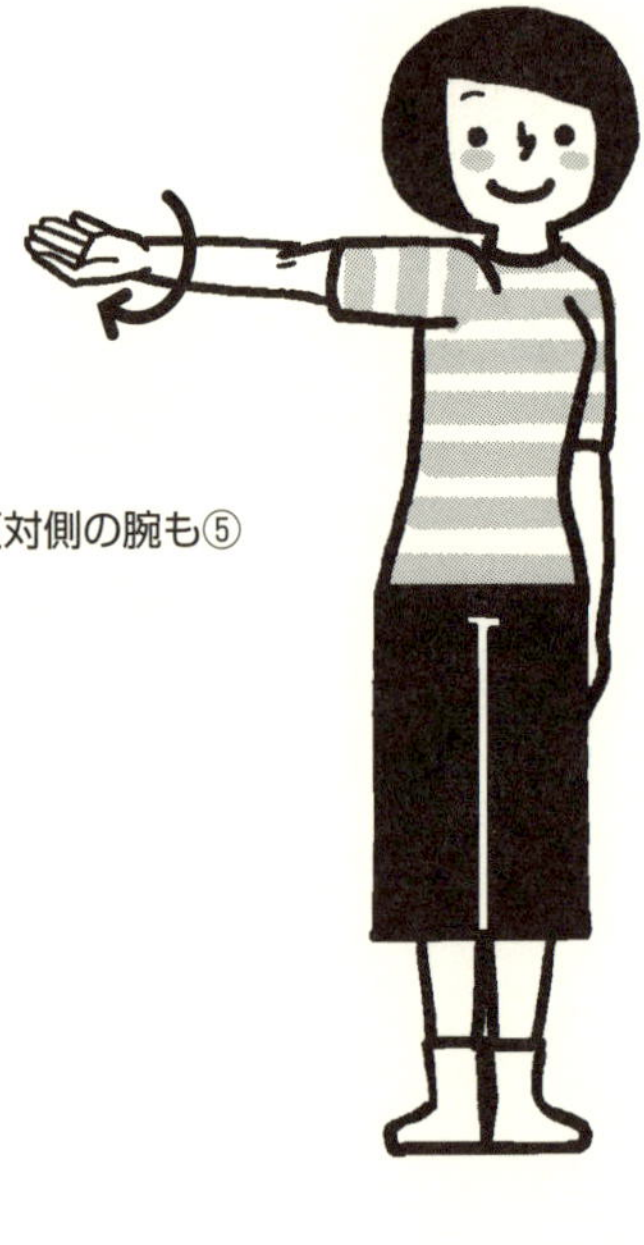

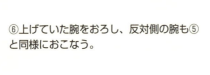

⑥上げていた腕をおろし、反対側の腕も⑤と同様におこなう。

下に伸びる

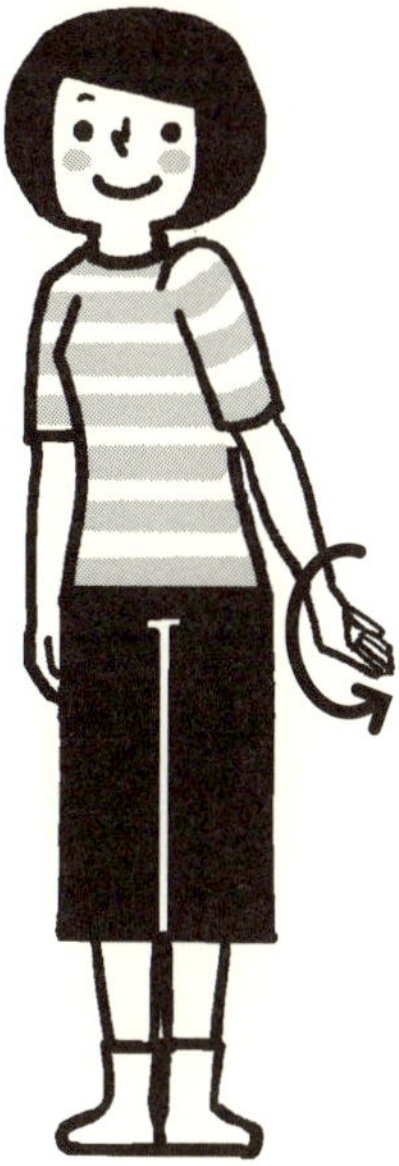

⑦手のひらを、親指を中心にして外側にひねりながら下に伸ばしていく。
（豆の木が根っこをしっかり張るイメージで）

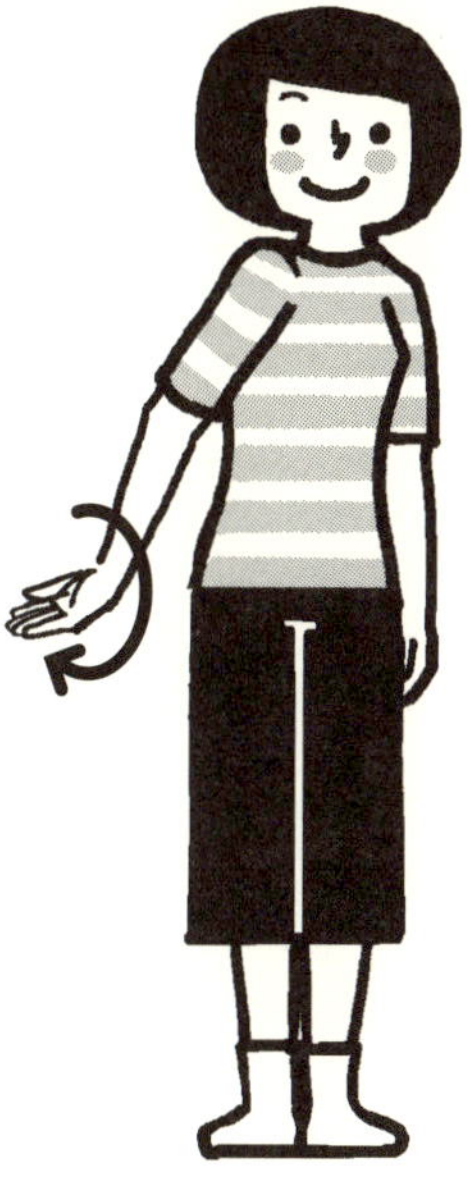

⑧上げていた腕をおろし、反対側の腕も⑦と同様におこなう。

も、「ありがとうございます。やっと私の存在に気づいてくれましたか」と応えてくれるはずです。何せ、筋肉は素直で正直なのですから。

いい姿勢で歩くためのポイントは肩甲骨にあるといいましたが、この意味は、肩甲骨がやわらかくほぐれていることで、腕を後ろに引くことができて、いい姿勢で歩くことができるということなのです。正しい歩き方のポイントは後述します。

ステップ③ 転ばない筋肉を育てる

肩甲骨がやわらかくなったら、次は転ばない脚をつくりましょう。

麦ふみをするような動きをイメージしておこなうのが「麦ふみエクササイズ」（136ページ〜）です。足首の関節をやわらかくし、ふくらはぎなどを刺激することで、正しく歩くための筋肉をつくります。脚のむくみの解消にもなります。

繰り返しになりますが、年を重ねたうえでの転倒の原因は、骨密度が低くなるからではありません。筋肉が衰え、退化し、足が上がらなくなってしまうからです。そのため、ちょっとした段差につまずいたり、足がもつれて転倒してしまったりするのです。

転倒を防ぐためにはふくらはぎの筋肉を鍛える必要があります。

たとえばかかとを上げ、つま先立ちになると、ふくらはぎはギュッと縮むことが実感できるはずです。次に、つま先を上げてかかと立ちすると、反対にふくらはぎが伸びていることがわかるでしょう。

「麦ふみエクササイズ」はこの動きを繰り返してふくらはぎに刺激を与え、鍛えていきます。縮める、伸ばすの刺激で質のいい筋肉をつくることができます。これが先述したポンプの働き、ミルキングアクションです。

また、身体に適度な振動が伝わり、筋肉を鍛えると同時に、骨も刺激することになり、骨密度のアップも期待できます。

麦ふみの動きで足首の関節も動かしているので、関節が柔軟になり、転びにくくなります。足首も日常生活では意識しないと動かさない部位です。足首の関節は動かさなければそれだけ固まっていき、足がもつれて転倒につながります。

やわらかい足首は歩くための基本となります。

足首が動くからこそ、かかとで着地し、つま先で蹴り出すという、スムーズな足の運び方ができるのです。

麦ふみエクササイズ

麦ふみするように足ぶみすることでふくらはぎを刺激して筋肉を鍛える

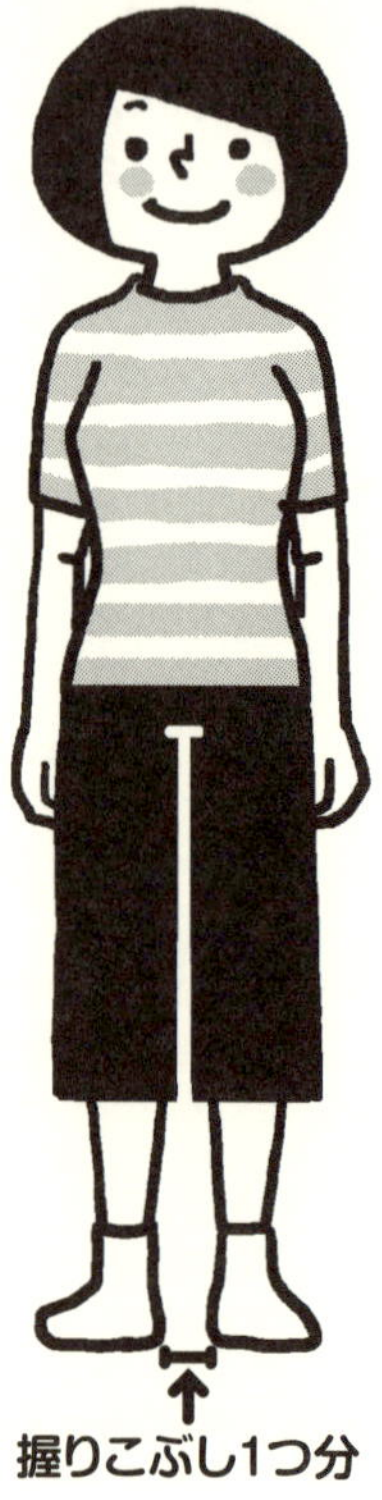

①足を握りこぶし１つ分開いてまっすぐ立つ。

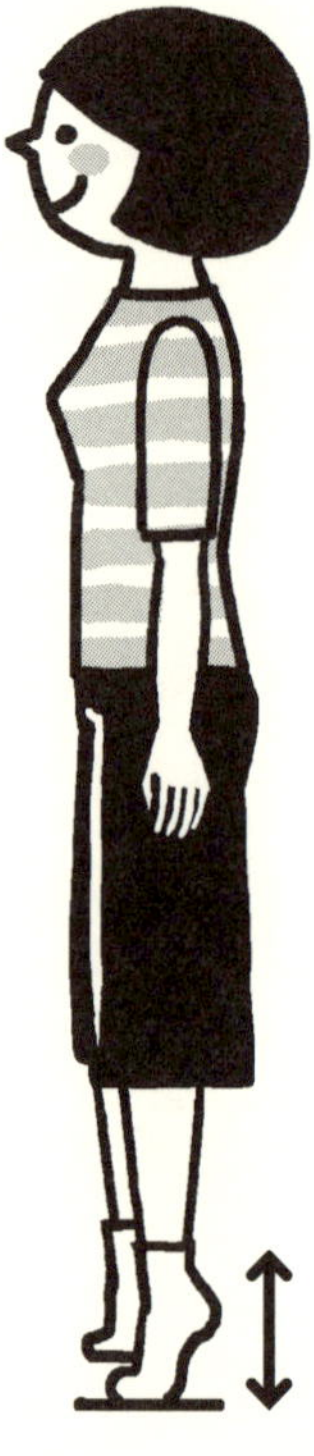

②両足のかかとを上げ下げする。
ふくらはぎを意識しながら30回ほど繰り返す。

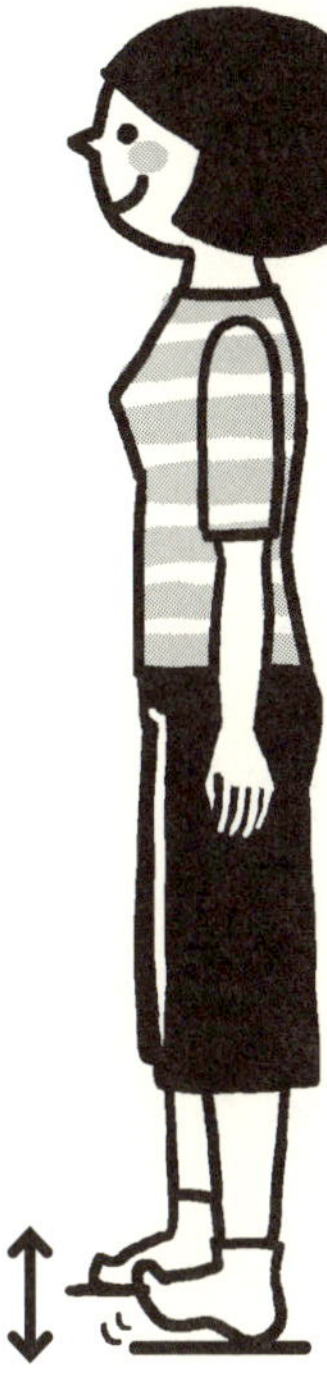

③片足ずつつま先を上げ下げする。

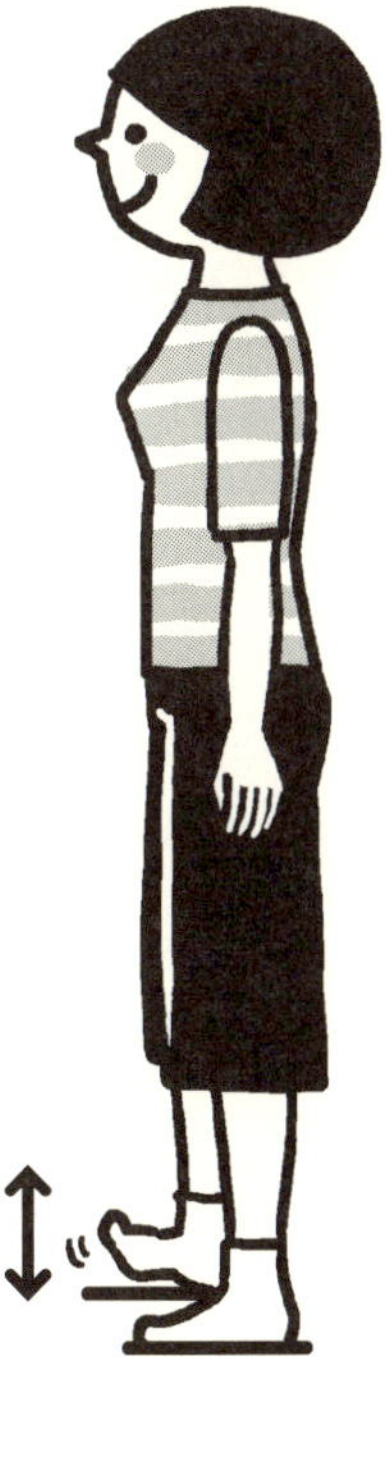

④お尻が出ないように意識しながら左右交互に
30回ほど繰り返す。
ふらついてしまうときはイスなどにつかまってお
こなう。

イラストでは立った状態で「麦ふみエクササイズ」を紹介していますが、もちろん座った状態でおこなうことも可能です。立ったほうが、体重の負荷がかかるのでより筋肉は鍛えられますが、腰や股関節、ひざに痛みをかかえている方は、座っておこなうことからはじめてみましょう。座っておこなう場合は、体重の負荷がかからない分、できるだけかかとを上げる、つま先を上げることを意識しましょう。

ここでも動かしている「ふくらはぎを意識する」ことがポイントです。「麦ふみエクササイズ」を続けると、歩いているときでも、ふくらはぎをよく使うことがわかるはずです。

ステップ④ 正しい姿勢で歩く

最後に、正しい歩き方を紹介しましょう。

ステップ1からステップ3までで、姿勢と手、足といった歩くための土台ができているはずですから、あとはコツをつかめば大丈夫です。

正しい歩き方のポイントは、手を前に出さずに「後ろに引くこと」。このようにお話しすると、ほとんど全員の方が、とまどいます。

私たちは小さいときから、正しい歩き方として、手足をきちんと「前に出す」ことを教わってきましたから、そのクセが身体のなかにしみついています。でもこれは、身体を前かがみにし、猫背にしてしまう歩き方なのです。

街で歩いている人を観察すると、ほとんどの方の身体が前に傾き、身体を丸めるように歩いています。そうではなくて、足を踏み出すときに、踏み出した足と同じ側の手を「引く」のです。歩きながら「引く、引く」と意識して練習してみてください。

練習方法としては、バッグを片手に持つか肩にかけて歩いてみるといいでしょう。左の手でバッグを持っているとしたら、バッグを持っていないほうの右の手足だけで練習してみるのです。「右脚を前に出す」「右手を引く」を同時におこない、しばらく歩いてみましょう。

いきなり両手両足で歩こうとすると混乱してしまいますが、バッグで片側をブロックすることによって、片側ずつ練習することができます。繰り返しおこなえば、身体が覚えていきますから、自然とできるようになってくるでしょう。

このとき「豆の木エクササイズ」で肩甲骨がほぐれていると、手をスムーズに後ろに引きやすくなります。肩甲骨が硬いと、手を後ろに引けないのです。

慣れないうちは意識しすぎてしまい、右手と右足を同時に前に出してしまうかもしれませんが、あくまでも「手は引く」ことを忘れないでください。

手を後ろに引くというと、腕だけをただ後ろにずらす人がいるのですが、動かすのを意識するのは「肩甲骨」です。手を後ろに引いたとき、肩甲骨が動いているかどうかを意識してみてください。

肩甲骨が動けば、先に説明した通り、肩甲骨まわりの褐色脂肪細胞を刺激することになり、太りにくい身体になります。歩くこと自体が代謝のいい身体につながりますが、これに肩甲骨の動きが加われば、二重の意味で代謝がよくなるというわけです。代謝がよくなれば、体温も上がり免疫力も上がるのは、いうまでもありません。

この歩き方は実際にやってみるとわかるのですが、手を後ろに引くことで猫背にならなくなるので、自然に姿勢もよくなります。

きれいな姿勢が保てれば、自然と足はかかとから着地し、つま先で蹴り出す歩き方ができてくるはずです。

免疫力が上がるウォーキング
胸を張って正しい姿勢を保つコツ

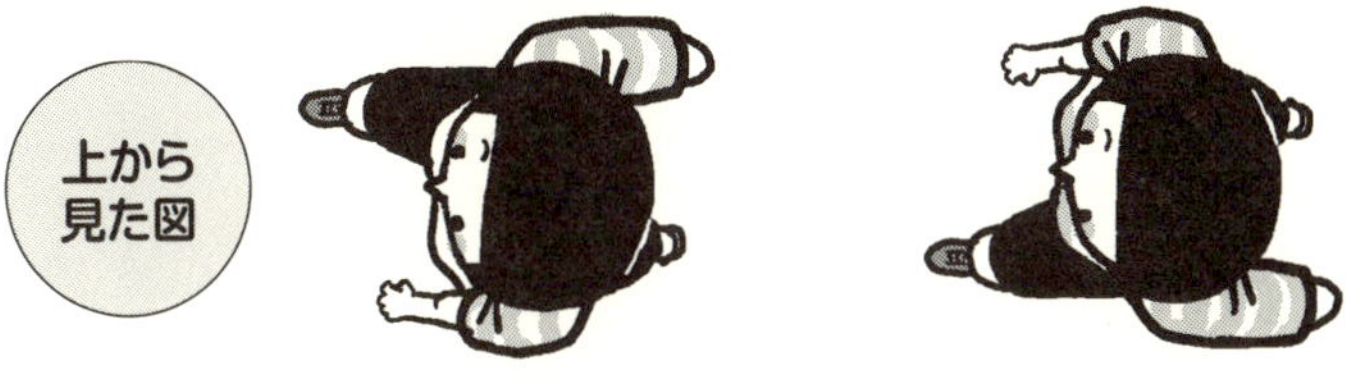

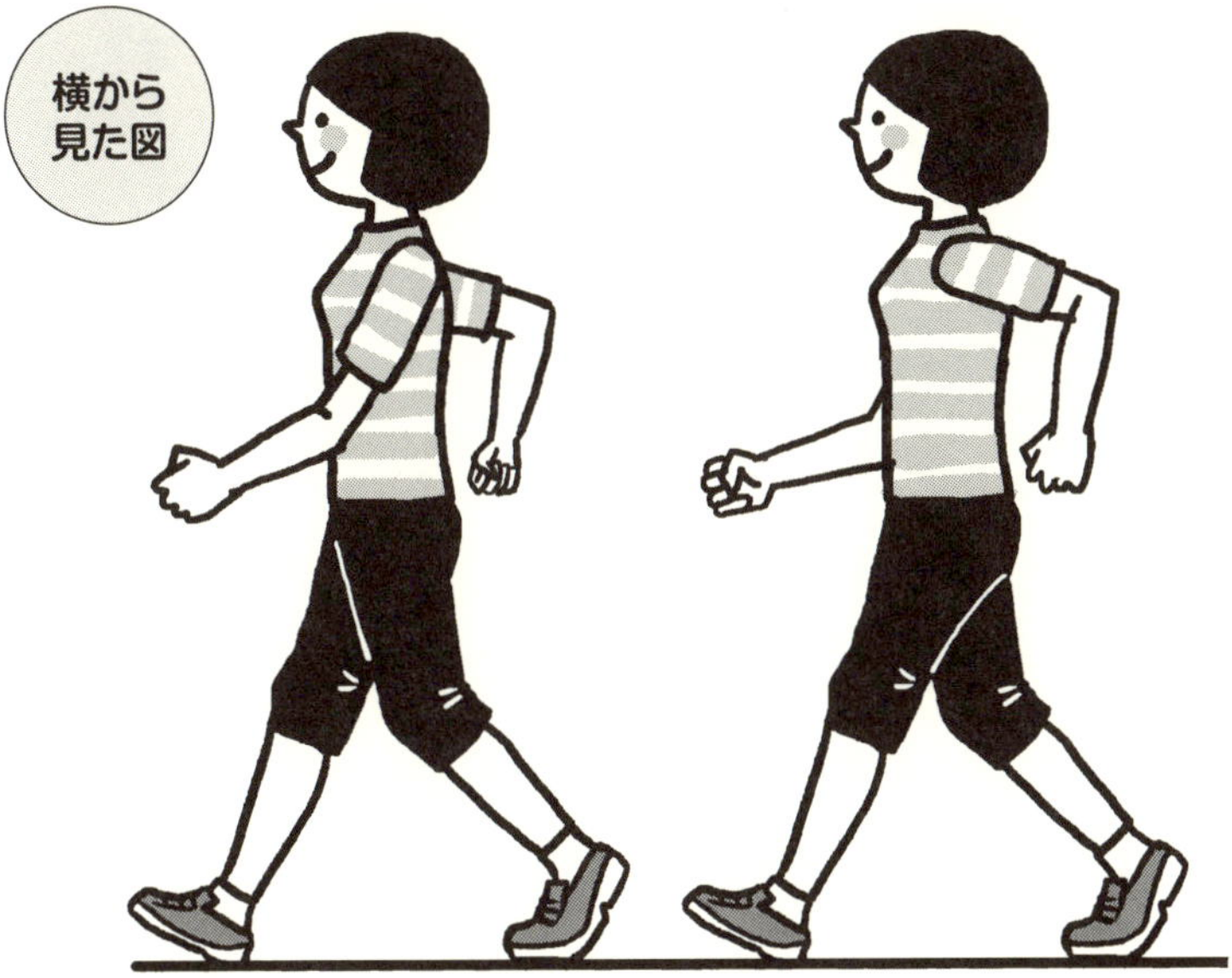

足を出したとき、同じ側の手を引くように意識する。
正しい姿勢で歩けるようになると、足はかかとから着地し、つま先で蹴り出す歩き方ができる。
（出した足と反対側の手を出すことを意識すると猫背になってしまうので注意）

朝のウォーキングで薬いらずの身体になる

正しい歩き方がわかったところで、さっそく歩いて内側の筋肉であるインナーマッスルを鍛えていきましょう。

ウォーキングでおもに使われる筋肉は下半身です。人間の体温の50％は筋肉から産生されます。すでにお話ししたように、下半身には身体のなかの70％もの筋肉が集中しています。

そのため、ウォーキングは筋肉を鍛え、体温を上げ、免疫力を上げるには最も効率的な方法といえます。

歩くことを続けるうちに、血圧、血糖値、コレステロール値が下がっていくのは、すでに述べた通りです。病院でも降圧剤を処方する前に、医師が「歩きましょう」とひとこと患者さんに伝えてくれていたら、薬を手放せる人はきっとたくさんいるはずなのに――と思わずにはいられません。

歩く時間や距離は、人それぞれです。最初は10分から20分歩いてみたり、普段降りる駅のひと駅手前で降りて歩くなどして様子を見ながら時間と距離を延ばしていくのがいいでしょう。

講演会で私の話を聞いて一念発起し、毎日歩くことを習慣にしてくださった方がいます。その方は最高血圧が１６０㎜Hgあり、降圧剤を飲んでいました。毎日駅から家までバスで通っていた道のりを、片道20分ずつ、つまり１日40分歩くようにしたそうです。すると、歩き始めて３カ月ほどした頃には体重が７㎏落ち、血圧も１２０㎜Hgに安定して、薬を手放すことができたといって、大変喜んでいました。

もちろん個人差はあります。その方はたまたま40分歩いて３カ月で血圧が安定しましたが、なかにはなかなか結果が出ないという方もいるでしょう。でも、決してあきらめないでほしいのです。

何度もいっているように、筋肉は鍛えれば必ず応えてくれます。筋肉が変われば、結果として免疫力が上がり、身体も変わります。それを信じて続けてほしいのです。

目的や症状によって変化をつけることができるのもウォーキングのいいところ。毎日続けるためには、何よりも楽しむことが大切です。わざわざ歩数計をつけて、「１日１万歩！」

などと決めて自分を縛ってしまうとストレスになってしまいます。

まずは筋肉を意識して毎日3000歩程度からスタートしてみましょう。バスの停留所をひとつ手前で降りて歩くとか、いつもは自転車で行く買い物を歩きにするとか、少し先の定食屋さんまで歩いて食べに行くとか、日常生活のなかで歩く時間を少しだけ増やしてみるのです。毎日は無理という方でも、1週間に3回以上のウォーキングをすると効果的です。

なお、ウォーキングなどの運動をおこなう時間帯は、夜より朝のほうがおすすめです。

朝から日中にかけて身体を動かすことで、自律神経の交感神経を優位にすることができます。夕方から夜にかけては、リラックスするための副交感神経が優位になり、1日のメリハリがついて自律神経のバランスがととのってきます。

さらに、朝はセロトニンを活性化させる最もいい時間帯です。

セロトニンは、第2章でも説明しましたが、「幸せホルモン」と呼ばれ、不安やイライラを取り除き、安堵感や幸福感をもたらすホルモンです。太陽の光を浴び、リズム運動をすることで活性化されるといわれています。ウォーキングはリズム運動ですから、朝日を浴びながらのウォーキングはセロトニンを活性化させるには最高なのです。このときも、ダラダラ歩くのではなく、気持ちよくリズムを刻んでいることを意識して歩くといいでしょう。

朝のウォーキングで脳から分泌されたセロトニンは、夕方以降、睡眠ホルモンであるメラトニンの材料となります。ですから、朝のウォーキングを続けると、夜には心地いい眠りにつくことができ、なかなか眠れない方にもおすすめです。

ただし、朝歩く時間がとれないという方は無理をしないでくださいね。朝歩けないから歩くのをやめる、ではなくて、「歩けるときが歩くとき」です。「歩かなければ」ではなく、「歩きたいから」「楽しいから」歩く、と意識を変えていきましょう。

笑顔をつくるだけで「幸せホルモン」が増える

笑顔と健康は切っても切れないものです。

体調が悪い人や病気の人で、笑顔が輝いている人がなかなかいないように、健康状態は無意識のうちに表情にあらわれてしまいます。

これはただ笑顔＝元気という印象の問題ではありません。笑顔と健康が深い関係にあることは、医学的にも証明されているのです。

笑顔には、「幸せホルモン」セロトニンが関係しています。

うれしいこと、楽しいことがあると、脳からセロトニンが分泌されます。セロトニンは顔の表情筋に刺激を与えます。ですからうれしいことがあると、目じりが下がり、口角が上がるのです。

実はセロトニンを増やす最も手っ取り早い方法が、口角を上げることなのです。なぜなら、「うれしい→セロトニンが出る→口角が上がる」の反対も成り立つことが、科学的に証明されているからです。うれしくなくても口角を上げていると、脳はセロトニンを分泌するのです。

もう少し詳しく説明すると、口角が上がるとその表情筋の動きが間脳（視床下部）に伝わり、セロトニンが分泌されます。間脳は、いわゆる免疫のコントロールセンターです。分泌されたセロトニンは全身に運ばれ、免疫にとって重要なＮＫ細胞（ナチュラルキラー細胞）も刺激します。つまり、笑顔をつくるだけで免疫力もアップするというわけです。

いつも笑顔ではいられないという方もいるかもしれませんが、笑えることがなくても、つくり笑顔でも構いません。意識的に口角を上げることで、脳はうれしいことがあったと錯覚し、セロトニンが分泌されるのです。いつも口角を上げて、セロトニンのスイッチが入りやすくしてあげましょう。

私は1日1分、鏡の前で笑顔をつくる「好き好きエクササイズ」をおすすめしています。やり方は簡単です。鏡の前で1分間、「好き好き」というだけ。「好（す）」で思い切りおちょぼ口にしたら、「き」でしっかり口角を上げましょう。

口角を上げるのも口輪筋という筋肉ですから、繰り返すことで鍛えることができます。1分続けると、それなりにきついものです。その代わり効果は絶大。ほうれい線も薄くなり、顔のたるみ予防にもなります。実際毎日続けた女性から「小顔になりました」「エステに行く必要がなくなりました」といううれしい声を聞いています。

また、実際にやってみると唾液がよく出ることにも気づかれると思います。これは、唾《だ》液腺《えきせん》も刺激されるからです。唾液は健康のバロメーター。唾液がたくさん出ることは、若返りの効果や、免疫力のアップにもつながります。

「好き」というポジティブな言葉を発することも、脳にとってはうれしいことなのです。「好き」以外にも、「ハッピー」「ラッキー」なども口角を上げながら発することができるプラスの言葉です。

脳は、主語を認識できないといわれています。口から出た言葉を、自分のことだと勘違いしてしまうのです。

ですから、「まったく役立たずなんだから」などと他人を責めると、脳は自分のことを役立たずだと思ってしまうので要注意。逆に「すてきですね」と人のことをほめたら、脳は自分がほめられたと勘違いします。どんどん人をほめましょう。そして前向きな言葉を口にして、すてきな笑顔をつくりましょう。何よりセロトニンが分泌され、免疫力もアップするのですから。

「笑う門には福来る」とはまさにこのことで、笑顔は人を幸せにし、自分も幸せになれるのです。

ちなみに、舌も100%筋肉でできているので、鍛えることができます。私自身も舌を上あごにつけて音を出すトレーニングを毎日していますが、とても大きな音が出るようになりました。次ページの「スマイルエクササイズ」をすると、口呼吸がなおります。

ラ行の発音は、舌先を上あごに当ててておこなうことになるので、舌のトレーニングにもなります。たとえば「ラッキー」といって、上あごに舌先を思い切り当ててみてください。

スマイルエクササイズ

「ハッピー」「ラッキー」と声に出すことで、表情筋や口輪筋を鍛えると同時に「幸せホルモン」セロトニンを増やす

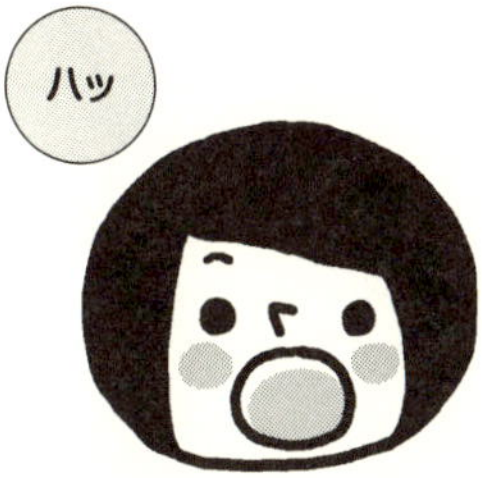

①「ハッ」で口を大きくあけて目を見開く。

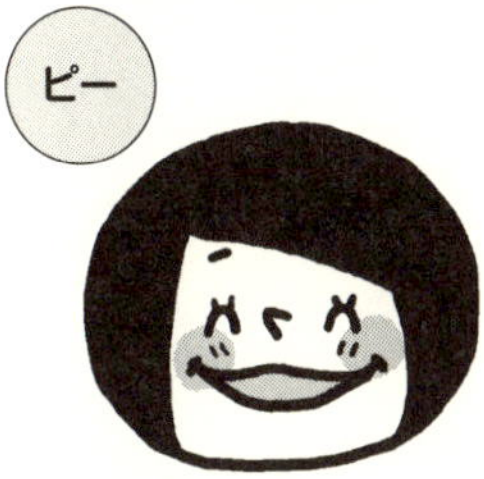

②「ピー」で口を思い切り横に開いて笑顔をつくる。

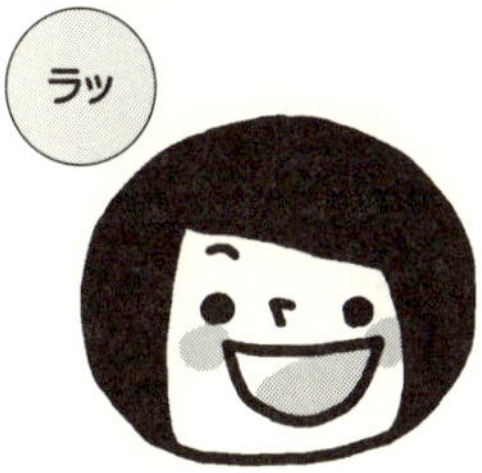

③「ラッ」で再び口を大きくあけて目を見開く。

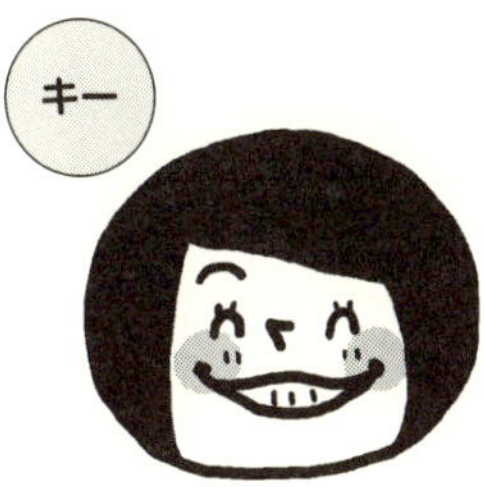

④「キー」で口を思い切り横に開いて笑顔をつくる。

「ラッキー」の「キー」の部分で口角を上げれば、同時に舌の筋肉を鍛えることができます。

鼻のなかは適度に湿り気が保たれていて、鼻毛はフィルターの役目を果たしてくれています。空気中の有害な物質も、体内に侵入させないような仕組みになっているのです。

一方、口には、鼻のように加湿機能も清浄機能も備わっていません。口呼吸をすると、口腔内やのどが乾燥するのはもちろん、のどから細菌やウイルスなどが空気とともに入ってくるので、カゼやインフルエンザにかかりやすくなります。鼻呼吸にできれば、免疫力も上がります。

薬に頼らない「貯筋」「貯骨」生活のすすめ

身体に不調があると薬に頼るということに慣れてしまっている私たちは、「結果がすぐ出る」ことにも慣れてしまっています。でもこれは、考えてみるととても怖いことなのです。

たとえば血圧が高くなったときに降圧剤を飲めば、2日後あたりには血圧が安定します。たしかに血圧を下げるという意味では、薬はすばやく効果を発揮したことになります。

しかしそれだけの速さで血圧を下げてしまうのは、とても不自然なことだと思いませんか。その効果の裏では、血圧以外のところにも何かしらの影響を与えているのです。

第1章で、薬を信じ、薬に頼っている方を「薬教」の信者といいましたが、「1日1錠を朝晩2回」など、量と回数を意識しすぎるのも薬に頼る「薬教」の特徴です。「薬教」の信者になると、たとえば歩くことに対しても、同じように量や回数を意識してしまいがちです。また、「1日2回、1回30分歩けば血圧が下がる」というように、すぐに結果を求めてしまいます。

コツコツ歩いて「貯筋」「貯骨」をすることに、悪いことは一切ありません。最初のうちは、歩けばふくらはぎやお尻、太ももが痛くなるかもしれません。でもそれは、筋肉が鍛えられている証拠。「貯筋」ができているのです。

また歩くことで骨にも振動が伝わります。刺激が与えられると骨密度が上がるため、「貯骨」にもなります。歩きながら転びにくい筋肉がつくられ、骨密度も上がる、しかもお金もかからない、最高の方法なのです。

薬のように2日後に効果は出ないかもしれませんが、続ければ1カ月後には確実に何かしらのいい効果が出るでしょう。しかも、身体には一切悪い影響を与えず、効果は持続するのです。

歩くことをはじめとした筋肉を鍛えるエクササイズで、薬ではなく「自分のなかの名医」に働いてもらいましょう。自分で自分の身体のメンテナンスができたら、薬も病院も必要なくなるはずです。

第4章

薬剤師が教える「薬に変わる」習慣

日本一医療費が低い村には「秘密」があった！

私は薬剤師として、薬に頼らずに健康に暮らす方法をお伝えしています。この本の読者の方が、ひとりでも多く「病院教・薬教」から解放され、薬に頼らずに生活できるように自己免疫力を取り戻してくださることを望んでいます。

とはいえ、小さい頃から現在に至るまで、病気になれば病院に通い、薬をもらってきた多くの方たちにとっては、「今日から薬をなくしましょう」といって、すぐに手放せるものではないこともよくわかっています。

では薬に頼らなくていい生活とはどのようなものでしょうか。

「葉っぱビジネス」で注目されている徳島県上勝町《かみかつ》（通称：葉っぱ村）のおばあちゃんたちの話を知っていますか。

徳島県上勝町は、人口2000人にも満たず、そのうち半数近くが高齢者という過疎化と高齢化が進んでいる小さな町です。しかし一方で、全国でも有数の地域ビジネスの成功した町として注目されています。

人口の半数近くを占めるお年寄りが活躍できるビジネスとしてスタートしたのが、「葉っぱビジネス」。

「葉っぱビジネス」とはいわゆる「つまもの」、日本料理を美しく彩る季節の葉や花、山菜などを栽培、出荷、販売する農業ビジネスのこと。

女性でも高齢者でも取り組めるこのビジネスは大成功し、今では年商2億6000万円。なかには年収1000万円を稼ぐおばあちゃんもいるといわれています。おばあちゃんたちはパソコンやタブレットを駆使し、市場情報を分析して自らマーケティングをおこない、栽培した葉っぱを全国に出荷しています。

なぜ葉っぱ村の話をしたかというと、この上勝町は、医療費が低いことでも有名だからです。

医療費が低くすんでいるのは、さまざまな理由があると思いますが、まず第一に目的を持っていきいきと仕事をしていることがあるでしょう。おばあちゃんたちは朝からパソコンを見て市場を確認、いち早くその日の相場もチェックし、忙しく動き回っているのです。

山の斜面や木に登り、足腰を毎日鍛えています。そしてそれが確実に収入につながります。病院に行く必要性も暇もないほど元気で健康なのです。

それに比べ、仕事もない、目標もない高齢者の方々はどうでしょう。何もしないよりは、病院に行くという「目的」があったほうが外出もできます。むしろ、家でひとりでテレビを観ているよりは、病院の待合室で仲間と話しているほうがいいのかもしれません。病院に行けば、薬というお土産もたくさんもらえます。でも、それでいいのでしょうか。

葉っぱ村のおばあちゃんたちを見ていると、高齢者だから病院に行くわけではないこと、高齢者が増えるから医療費が上がるわけではないことがわかります。

9時から17時まで忙しく働いているとしたら、病院が開いている時間にはなかなか行けません。本当に具合が悪いときは休みをとったり、土曜日などを利用して受診するのでしょうが、少し具合が悪い程度なら仕事も休まないでしょう。

「忙しいから病気になんてなっていられない」と思えば、免疫力も上がりますし、実際、病気を寄せつけない身体になっているのかもしれません。

年をとっても目標を持ち、生きがいを持てるようになれば、薬に頼らない生活ができるのではと思えてならないのです。

高齢者の医療費負担が低いのは本当にいいことか？

日本には国民皆保険という、国民すべてが医療保険に加入し、誰もが平等に医療を受けられるという制度があります。

医療費削減が叫ばれて久しいですが、医者にかからないともったいない、薬をもらわないともったいない、という意識が根付いている限り、医療費の削減は大変難しいと思います。

医師から処方された薬が効かなかった場合、みなさんならどうしますか。もう一度病院に行って薬に効果がなかったことを医師に伝えたとしましょう。するとほとんどの医師は「じゃあ別の薬を出しましょう」というのではないでしょうか。

そこにはまた医療費がかかります。でもこんなに何度も気軽に病院に行くことができるのも、患者さんの負担額が少ないからではないでしょうか。もしも医療費が全額自己負担だったら、何度も病院に行きますか。

高齢者の多くは1割負担、子どもに限っては多くが医療費の負担は無料です。必要な制度であるとは思いますが、一方で「病院教」「薬教」の信者を増やすというデメリットもあると思います。しかも薬が悪いとは思っていませんから、薬をもらわなければ損、飲めば飲むほど得をするといった感覚を持ってしまっています。

そのためにちょっと身体の調子が悪いというだけで、病院に行き、薬をもらってしまうという一面も否定できません。また、気軽に医療を受けられるだけに、病気にならないための意識も低下してしまいがちです。

テレビをつければ健康番組は相変わらず花盛り、健康食品も無数に出ていて、日本人ほど健康に関心の高い国民はいないのではないかと思います。ですがその一方で、病気にならないため、免疫力を上げるために自ら何かしている人はどれだけいるのだろうという矛盾を感じてしまうのは、私だけではないはずです。

テレビコマーシャルにしても「カゼをひいたら早めの○○」「飲んだら早く効く」などのコピーが流れ、私たちには知らず知らずのうちに病気になったら病院に行くのが当たり前、病気になったら薬で治す、というイメージがしみ込んでいます。

こういった私たちの感覚を変えないで、医療費の削減や薬価を下げるといった見直しを訴えても意味がないと思います。

国は医療費削減のために、予防医学を進めようとしています。たとえばメタボ予防のための教室を開いて、保健師や健康運動指導士に指導してもらうこともさかんにおこなわれていますが、お金をかけてこのようなことをしても、受講する側が自分にとってどういうメリットがあるのかを知り、生活習慣を変える意識を持たなければ、本当に無駄になってしまいます。受講している人たちが、病院はいいところ、薬を飲むことは正しいこと、と思い込んでいるのですから。

本当に大切なのは1人ひとりの意識です。1人ひとりの意識を変えたいい例が「エコ」です。1980年代には、おそらく私たちに「エコ」の意識はほとんどなかったはずです。でも環境汚染などの知識が少しずつ広がって、ごみを分別して捨てたり、リサイクルをするなど、個人のレベルで変わってきました。今ではごみを分別して捨てるのは当たり前になりましたね。昔なら考えられないことが常識になったのです。

病院や薬に対しても「エコ」と同じように、1人ひとりの意識が変わり、当たり前のように「こういうときは病院に行く必要はない」「薬を飲む前に歩いたほうがいい」などといった知識を持つことができたら、きっと違ってくると思います。

それが本当の健康につながり、医療費削減につながっていくと私は確信しています。

「健康宝地図」で薬いらずの人生を生きる

いつまでも健康でいられたら、あなたは何がしたいですか。

何か目的や目標はありますか。

第2章でも「健康を人生の目的にしないでください」とお伝えしましたが、あくまでも健康は、楽しく生きるための「手段」であって、「目的」ではありません。


ヒーリングや能力開発の講師である望月俊孝先生が提唱されている「宝地図」を知っていますか。

「宝地図」とは、夢を実現するためのイメージトレーニングのひとつです。目標を明確にして紙などに書き、常に持ち歩くなどして目につくようにすると、目標を達成しやすいということは聞いたことがあるでしょう。宝地図の考え方も基本的にこれと同じです。

つくり方を簡単に説明すると、大きめのボードに夢や目標を書き、自分の笑顔の写真を中央に貼ります。さらにやりたいことや手に入れたいことがイメージできる写真を貼っていきます。このとき、夢や目標の期限や条件も書きます。そして目につく場所に宝地図を置き、毎日何回も見るというものです。

宝地図が目に入るたびに、「夢に向かって今日できることは何か」と考えるので、夢や目標が実現しやすくなるのです。

実際、宝地図をつくったとたんに夢が動きはじめたといった報告も、望月先生のところにたくさん寄せられています。

私はこの「宝地図」の健康版である「健康宝地図」をつくれば、誰もが健康になり、薬を手放せ、幸せになれるのではないかと真剣に考えているのです。

「健康になりたい」だけではいけません。健康は夢や目的ではないからです。健康で楽しく暮らすために何をしたいか、を考えてください。楽しく目標を持って暮らすための「健康」です。

たとえば「念願だったハワイ旅行をしたい」「クルーザーで世界一周したい」「孫と一緒においしいものを食べに行きたい」「孫の結婚式に出るまで元気でいたい」「お金に困らずに豊かに暮らしたい」などなど、目標は大胆に、でも本当に望んでいることを何でも書いてほしいのです。

宝地図のいいところは、ビジョンとして目にそのまま目標が飛び込んでくるところです。10代や20代の若い世代なら、夢をビジョンとして描きやすいと思いますが、年を重ねるにつれて、目標がなくなってしまったり、あったとしても頭のなかに映像として描きにくくなってきます。だから、生きる目的が「健康であること」、ひいては「病院に行くこと」になってしまうのです。

年を重ねても夢や目標を持ち、明確にビジョンを描く手助けとなるのが「健康宝地図」なのです。

先述した葉っぱ村のお年寄りが元気なのは、「葉っぱビジネスを広めたい」「使う人に喜んでもらいたい」「もっとお金を稼ぎたい」といった、明確な目標があるからです。人はいくつになっても目標があれば頑張れますし、健康でいられるのです。

たとえば「孫の結婚式に元気で出席したい」という目標があれば、今年生まれた孫が結婚するまで元気でいたい、そのために毎日歩こう、と思えます。このような目標があるのと、ただ「健康のために毎日歩かなければ」と思うのとでは、やる気も効果もまったく違ってくるでしょう。

70歳の方が「もう一度結婚したい」という夢を持っていたら、とてもすてきだと思いませんか。

病気がちな高齢者で「私はもう死ぬために生きているんです」とか「お呼びが来るのを待っています」という方もいらっしゃいます。でも、そこで「孫が結婚するまで元気でいなくちゃ」と、孫の写真を貼った宝地図があれば、見るたびに頑張ろうと思えるのではないでしょうか。

健康のために薬を飲むのもひとつの選択ですから、決して薬のすべてを否定するわけではありません。でも、薬を飲みながら「死なないように」生きるのではなくて、楽しい目標を持っていきいきと過ごしてほしいのです。そして少しずつ元気になって、やがて薬を手放せたら、こんなにすばらしいことはありません。

（宝地図公式サイト　http://www.takaramap.com/）

サプリメント、健康食品…頼りすぎれば薬と同じ

「サプリメントは薬とは違うから、飲んでもいいですよね？」

このような質問をされることもよくあります。

健康意識が高い方ほどサプリメントをとっているのだと思いますが、食事には気をつけている一方で、サプリメントを飲むというのも、違和感を覚えます。

たしかにサプリメントの場合、薬に比べれば激しい副作用はありません。しかし多くのサプリメントも人工的につくられた合成品であることに変わりはなく、頼りすぎれば薬と同じです

サプリメントはあくまでも「健康補助食品」。偏りがちな栄養を補うために一時的に飲むならいいのですが、野菜が嫌いだからとサプリメントを飲み、不足を補うのは本末転倒ではないでしょうか。

また、「ビタミンC」や「食物繊維」など、必要とする成分だけを取り出して凝縮して体内に入れても、それがどれだけいい影響をもたらしているかは疑問です。

たとえば「ビタミンC」や「ビタミンC」がレモン○個分」といった表記の食品もありますが、ビタミンCが吸収されるためには鉄分などほかの栄養素も必要ですから、それをそのままとっても、私たちの身体のなかできちんと働いてくれるわけではないでしょう。やはり、食物そのものに含まれる生命力や自然の力にかなうものはないのです。

人間の身体は想像以上に緻密にできており、そうそう単純なものではありません。サプ

リメントのような錠剤や粉末で栄養をとろうとしても、身体はそれをどれだけ「吸収しよう」と思うでしょうか。やはりおいしそうな食事を目で見て、「食べたい」という気持ちがわくことで、身体も食事を受け入れる準備をします。そこで必要な栄養も吸収してくれるのです。

人間も自然から生まれた生物です。やはり同じように生命力を持った食べものから栄養を吸収するようにできているのだと思います。

どうしてもサプリメントを飲む必要があるなら、せめて人工的につくられた合成品ではなく、天然由来のサプリメントを選びましょう。

それでも、サプリメントに依存しすぎるのは「薬教」と同じ。栄養は食事からとるのが基本です。サプリメントは栄養を「補助」するものであることを、もう一度強調しておきます。

「身体にいい食品」は人によって違う

私は万人に合う食べものはないと考えています。

食事はとても大切ですが、「何を食べるといい」という考え方はある意味で危険です。なぜなら、人それぞれ育った風土が違うからです。

「『風土』は『フード』」という言葉がありますが、やはり生まれ育った土地のものが身体に合うようにできているのです。身土不二《しんどふじ》という言葉も同じで、身（からだ）と土（環境）は別物ではありません。

人は本来、その土地でとれたものを食べて環境になじんでいきます。人間も自然の一部なのです。

たとえば「今、アメリカで流行《はや》っている健康にいい食品だから」といってその食べものを日本に持ってきて食べたとしても、ある意味ではナンセンスです。なぜならアメリカ人と日本人では、DNAが違うのですから。

ちなみに日本人は昔から穀類や野菜、海藻類など食物繊維の豊富な食材を食べてきたため、欧米人に比べて腸がとても長いといわれています。

寒い国に住んでいれば、身体を温める食材を食べます。肉を食べるのは本来、皮下脂肪を貯めて寒さをしのぐのにちょうどいいからなのです。牛の体温は39～42度ととても高いもの。牛の身体のなかで溶けている脂肪が人間の体内に入ってくると、体温が低いので溶けず、皮下脂肪として蓄えることができるというわけです。

南の暑い国に住んでいれば、身体を冷やす食材を食べます。バナナやパイナップルなど南国の果物は本来、身体を冷やすもの。その国、その土地に合った食べものというのは、昔からの生活の知恵でもあるわけです。

では農耕民族である日本人はというと、やはり日本の伝統食、お米です。

日本人のなかには牛乳でおなかを壊す人が多くいます。これは牛乳に含まれる乳糖を分解する酵素が少ないか、その働きが弱いため。日本人の成人男女の4人に1人が乳糖を分解できない「乳糖不耐症」といわれています。そのためあらかじめ乳糖を分解してある乳飲料もあるようですが、それもナンセンスな話です。牛乳を飲んでおなかがゴロゴロするのは、「牛乳は合わないよ。飲まないで」という身体のサインです。

先ほど述べた寒い国の人では、牛乳でおなかを壊す人はまずいません。寒い所で暮らす人々は、肉からたんぱく質を得ますが、肉にはカルシウムが少ないため、生活の知恵として牛乳を大量にとるようになったのです。

同じように、欧米人は海苔《のり》を消化する酵素が少ないという研究も報告されています。お寿司の巻物でもおなかを壊してしまう欧米人もいるといいます。

日本の食生活が欧米化したといっても、せいぜいここ50〜60年のこと。やはり先祖代々日本人が食べてきたものが身体に合うようになっているのです。

民族によって身体に合う、合わないがあるのは当然ですが、もっといえば個人単位でも合う、合わないはあります。栄養学的に見て「栄養がある」ことと、「自分に合う」かどうかは必ずしも一致しないのです。日本人であってもお米が苦手だったり、お米を食べると胃がもたれるという人もいるのは事実です。それでも生まれ育った土地のものを食べるのは基本でしょう。そのなかから、自分に合ったものを探していってほしいと思います。

先祖代々食べてきたものは消化・吸収されやすい

繰り返しになりますが、人がその環境になじむためには、その土地柄に合った食べものをとることが大切で、日本人にとっての理想の食事は、当然のことながら和食です。

日本人が先祖代々食べてきたものは、私たちの身体のなかで消化・吸収しやすいようにできています。これはいくら食生活が欧米化しようと、変わらない事実です。

日本人の食生活が欧米化したことで、大腸がんや乳がん、メタボリックシンドロームになる方が増えています。それは、農耕民族である日本人の体質に合っていないからだと考えられています。欧米人が海苔を消化する酵素を持っていないように、日本人も肉や乳製品を消化する酵素の量が少ないこともわかっています。

今、日本で唯一自給できているのはお米だけなのです。お米だけなら、100%国産でまかなえます。鎖国されていた江戸時代は食料自給率は100%でした。お米中心の食事で、国産ですべてまかなえていたのです。

時代は流れ、そこに主食としてパンが入ってくれば、お肉が食べたい、乳製品が食べたいとなってくるでしょう。輸入したものでないとマッチしなくなってきたために、今の食生活の欧米化が進んだのです。

もちろんそれがすべて悪いとはいいませんが、もっと主食であるお米を中心に考えていけば、日本の食文化は揺るがないはずです。

日本の伝統食といえば、ご飯、みそ汁、ぬか漬けです。

みそ汁は日本が世界に誇れる発酵食品です。

なぜなら、みそは大豆と米と麦と食塩などからつくられた発酵食品。ここに根菜類を入れ、わかめや昆布といった海藻類も入ってくれば、食品としては完璧です。今、「酵素ダイエット」など酵素や発酵食品が見直されていますが、なにも目新しいものではありません。ぬか漬けにしろ納豆にしろ、昔から日本には発酵食品がたくさんあったのです。

ちなみに私の食生活で外せない3点セットはお米とみそ汁とぬか漬けです。

ぬか漬けはハードルが高くてなかなかできないという方もいるでしょう。私は玄米を三分《ぶ》づきに精米して食べています。三分づきにするとぬかが出るので、それで即席のぬか漬けをつくるのです。ビニールの保存袋に塩と水と野菜を入れてつくるので、量が少なくても袋の外から手でもめば、半日程度で簡単にできます。

ぬかにはビタミンB_1などが豊富に含まれているので、できればお米を食べるときは白米ではなく、玄米もしくは分づき米を食べるといいでしょう。

私は忙しく出張も多いので、正式のぬか床はできません。そのため、昔ながらの深い味わいはないかもしれませんが、すぐにできてとても便利です。

年輩のひとり暮らしの方にお話を聞くと、朝はパン食ですませているという方がとても多いことに驚きます。

昔ながらの日本食をずっと食べてこられた年代の方でさえそうなのです。その背景には、パン食のほうが手軽、安いなどといったこともあるのでしょう。

繰り返しお話ししているように、日本人の体質にお米は最適なのです。小麦粉は、もともと寒冷で乾燥した気候の土地でできたものなので、日本人が食べると身体が冷えてしまいます。

もちろん私もおいしいパンは好きですし、食べたい気持ちもわかります。でも砂糖やバターを混ぜてつくったパンにマーガリンをたっぷり塗って食べていると、代謝機能を低下させる可能性もあります。

それに比べてご飯は、ほどよく水分を含み、粘り気があり、湿度の高い日本の気候に合っています。ご飯は身体を温める作用もあるため、代謝機能を高めたり、免疫力をアップさせる効果も期待できます。小麦粉に比べ、日本人の身体に消化・吸収されやすいのは明らかです。

スーパーなどでは6枚切りの食パンが100円を切るほどに安く売られていますが、これも後に述べる食品添加物などが心配です。スーパーで食パンを買っていたのを、街のパン屋さんで買うようにするだけでも大きな一歩です。

ですがもう一歩進んで、朝のパン食をご飯に替えてみるだけでもいいでしょう。もう一度、ご飯、みそ汁、ぬか漬けという和食のよさを見直してみてください。

「その食べものは自然か、不自然か」を基準に選ぶ

私は食べものを食べるとき、それを見て自然に「食べたいな」という気持ちが持てるかどうかで判断するようにしています。

そのためにもその食べものが「自然か、不自然か」を見極める目を持っておくことは大切です。それが「身体にいい食べもの、悪い食べもの」の判断基準につながる一番いい方法だと考えているのです。

具体的な食品を例にあげて説明しましょう。

◎牛乳…ほかの動物の母乳を飲んでいるのは不自然

日本人の牛乳信仰も根強いものがあります。牛乳は健康にいいと長い間いわれ続けてきていますし、学校給食や病院食にさえ必ず牛乳はついてくるので、無理もないでしょう。

でも、ちょっと考えてみてください。牛乳は人間にとってとても不自然な飲みものなのです。

人間の赤ちゃんは母乳を飲みます。そして牛の赤ちゃんも母乳を飲みます。牛の赤ちゃんにとっての母乳とはつまり、牛乳のことです。

牛乳は本来、牛の赤ちゃんが飲むものです。地球上に存在する生物で、他の動物の母乳を飲んでいるのは、人間だけなのです。

基本的に母乳は、歯が生える前のまだ立つこともできない赤ちゃんが飲むものです。人間だって、1~2歳で多くの赤ちゃんは母乳を飲むのをやめ、歯で噛める食事に移行します。それなのに、人間だけが、大人になっても牛のおっぱいを飲んでいるのです。

カルシウムをとるために牛乳を飲んでいるという方もいるでしょう。ところが、フィンランドやカナダでは、多くの人たちが牛乳を飲んでいるにもかかわらず、骨粗鬆症の患者さんが多いという報告もあります。もちろん日照時間が短いということもあるかもしれませんが、少なくとも牛乳が骨粗鬆症の予防になっているかどうかは疑問です。前にも述べた通り、欧米人は乳糖を分解する酵素を持っていますが、私たち日本人は持っていない方が多いのです。

しかも、カルシウムを含む食品なら、小松菜や昆布、わかめ、煮干しのほうがずっと多く含まれています。寒冷地の人たちは、このようなカルシウムが十分にとれないために、牛乳をたくさん飲んでいるのです。しかも、カルシウムを吸収するには、マグネシウムやリンのバランスも大切です。牛乳は残念ながら私たち人間がカルシウムを吸収しやすいバランスにはなっていません。ならば、欧米人と同じことを日本人がおこなう必要はないのではないでしょうか。

もちろん、おいしいから、食べたいから乳製品をとるのはいいと思います。私も牛乳こそ家には置いていませんが、生クリームやチーズは好きですし、たまのお楽しみにケーキもおいしくいただきます。でもそれは、カルシウムで身体を強くしたいとか、骨を丈夫にしようという目的で食べているわけではありません。食べたいな、と思ったときに嗜好品《しこう》として楽しんでいるのです。

◎加工食品…「常温でも腐らないもの」はなるべく避ける

今私たちが日常生活で口にしている食品のなかには、常温でも腐らないものがたくさんあります。本来食品は、ほうっておいたら腐るものです。腐らないということは、はっきりいってしまえば何らかの加工がされているということです。食品は加工すればするほど不自然になっていきます。

私たちは食べものを介して、1日に200~300種類もの添加物を身体のなかに入れているという報告もあります。これは身体が未熟な子どもでも同じです。考えれば考えるほど、怖いことだと思いませんか。

食品添加物は、食べものを加工したり保存したりするときに使われる化学物質のことです。具体的に用途に分けていうと、甘味料、保存料、着色料、調味料、増粘・安定剤、酸化防止剤、発色剤、漂白剤、防カビ剤などがあります。

食品パッケージの裏を見ると、サッカリンNa、亜硝酸Naなど、一般の消費者にはわかりにくい表示になっています。

たとえばスナック菓子などには必ず、アミノ酸調味料などのうまみ成分が入っています。メーカーは何とか食べてもらいたいので、「やめられない止まらない」などのキャッチコピーで、やめられないほどおいしいものというイメージづけをします。

コーヒーに入れるクリームや惣菜入りのパッケージされたパンなど、本来なら日持ちしないはずのものが腐らないまま常温で保存できる、油で揚げたポテトチップが半年後にも食べられるということも、どう考えても不自然です。
「脂肪分ゼロ」「カロリーオフ」「糖類ゼロ」といった食品も同じです。先述した牛乳の話でいえば、無脂肪の牛乳や、カルシウム強化の牛乳などは、その時点で牛乳ではなく加工品です。そうまでして牛乳をとる必要があるのか、カルシウム強化の食品をとったからといって、本当にカルシウムがそのまま吸収されるのかは非常に疑問が残ります。カルシウムが吸収されるには、マグネシウムなどほかのミネラルとのバランスも必要になりますから、カルシウムだけとることにどこまで意味があるのかということなのです。

カロリーオフや糖類ゼロ食品を選ぶ方は、もしかしたら健康意識が高い方なのかもしれません。ですが、カロリーを減らすためには何らかの不自然な加工がされており、糖類をゼロにする代わりに何らかの人工甘味料が加えられているということなのです。

ちなみにゼロカロリーのものを食べても、やせることはありません。なぜなら、もうおわかりの通り、人工甘味料＝添加物が含まれているので、異物を解毒するために酵素がたくさん使われ、代謝が悪くなるからです。

また今、手軽で価格が安い食品も増えています。
でも安い食べものには安く抑えられるだけの理由があるのです。

100円でビーフ100%のハンバーガーが食べられるとしたら、それは大きい牛に育てるために、ホルモン剤を加えて早く成長させているのかもしれません。早く成長させれば、それだけエサ代がかからないからです。

もちろん、だから高価な食品を選びなさい、安いものを買うのはやめなさいということではありませんが、安いものにはからくりがあるのだということは知っておいたほうがいいでしょう。

食品添加物など自然には存在しないものが私たちの身体のなかに入ると、体内ではそれを薬と同じように異物ととらえ、解毒するために大量の酵素を使わなければならなくなります。

ここまで本書を読まれた方なら、大量の酵素が使われると、免疫力が下がるのはもうおわかりですよね。

それでも食品添加物を摂取し続けると、解毒しきれなくなり、身体に蓄積されていきます。すると身体はどんどんさびて老化が進んでいくのです。

アメリカ人は着色料がふんだんに使われた色鮮やかな食品を食べていて、日本食は色彩もやわらかいから、アメリカ人ほど食品添加物を摂取していないといったイメージを持っている方も多いのではないでしょうか。

ところが日本人の体格などを加味して食品添加物をとっている割合は、アメリカ人の2倍といわれているのです。ちなみにドイツ人と比較すると7倍という報告もあります。これは食品からだけでなく、薬好きということも大きく影響しているでしょう。薬も立派な添加物なのですから。

日本人は死んでもなかなか腐らないといわれているほどなのです。これは、体内に防腐剤が蓄積されているからにほかなりません。

現代の食生活で食品添加物を一切とらないようにするのは不可能です。ただ、できるだけ食品添加物の入っていないもの、入っていても量が少ないものを選ぶようにする心がけが必要でしょう。

◎トランス脂肪酸…海外では規制されている

「動物性のバターより植物性のマーガリンのほうが身体にいいから」とマーガリンを選んでいる方も多いのではないでしょうか。

マーガリンは精製した植物油に発酵乳、食塩、ビタミン類などを加え人工的に練り上げた加工品です。

室温で液体であるはずの食用油が、マーガリンという形をとると、常温でも固形のまま。暖かい場所に置いていても、カビが生えることもなく、虫が近寄ることもなく、そのまま変わらない状態を保っています。とても不自然ですよね。

ですから、胃に入っても消化することができないのです。つまり、加工食品ですから、体内に入れれば異物とみなされ、無駄な酵素が使われることになります。

また、マーガリンにはトランス脂肪酸が含まれています。トランス脂肪酸はマーガリンだけでなく、ファストフード食品やスナック菓子などにも多く含まれています。生クリームやホイップクリーム、ラクトアイスやチョコレートの表示に「植物油」と書かれたものも同様です。

トランス脂肪酸は、善玉コレステロールを減らし、悪玉コレステロールを増やして、高血圧や心筋梗塞を引き起こし、発がん性がある有害物質とされています。欧米では販売禁止になっているところや、含有量の表示を義務づけているところもあります。

ところが日本ではそのような制限はなく、学校給食でも使われています。

マーガリン＝健康な植物油という思い込みは間違っています。日本でも早急に規制するべきだと考えます。

私がこのような話をセミナーでしたときに、「先生がマーガリンはよくないといっていたので、高級ホテルのマーガリンに替えました」といった方がいました。もちろん、高価なものでもトランス酸化されている事実に変わりはありません。

高価だから、安心なお店で売っているからという目で食品を選ぶのではなく、避けられるリスクはできるだけ避けてほしいと思います。

◎精製食品…精製されたものは栄養素が失われている

白米、白いパン、白砂糖、小麦など「白いもの」は精製された食品です。

もちろんパンよりはお米を食べてほしいですし、人工甘味料よりは砂糖のほうがいいのですが、なるべくなら白いものは選ばず、玄米やきび砂糖を選ぶほうがいいでしょう。

食品を精製して白くすること自体、不自然です。精製食品は、その過程でビタミンやミネラルなど大切な栄養素がほとんど失われている状態なのです。

それだけではありません。

精製食品を食べると血糖値が上がりやすくなります。血糖値が上がれば、すい臓からインスリンが大量に分泌されます。インスリンは肝臓や筋肉に働きかけて糖を貯蔵させ、血糖値を下げますが、貯蔵しきれずに余った糖は、中性脂肪として脂肪細胞に取り込まれます。結果として太りやすくなるのです。

血糖値が急上昇しないように、インスリンが大量に分泌されないようにするには、野菜などの食物繊維が豊富な食品から食べるなど食事の順番を意識する必要があります。しかしそのためには、野菜を献立に取り入れる必要があります。

朝食が食パン1枚だけ（おまけにマーガリンを塗っている方もいます）、昼食が丼ものだけ、うどんだけ、などといったように、精製食品だけですませてしまう方も多いでしょう。

そうなるとビタミンやミネラル、食物繊維が圧倒的に不足するだけでなく、代謝の悪い、太りやすい身体になるので注意が必要です。野菜から食べるように意識すると、自然に食事の内容も整ってくるでしょう。

食品の自然、不自然について述べてきましたが、私は「これは食べてよし」「これは食べるな」などというつもりはありません。それは私が決めることではなくて、食べる方が自分で「感じる」ことだと思うのです。食べるものに神経質になりすぎると、それもストレスになってしまい、免疫力を下げてしまいます。

食べものに気を使いすぎた結果、おいしく食べられなければ、食事の意味がなくなってしまいます。

「このパンはどこの小麦を使っていますか」「トランス脂肪酸はどれくらい入っていますか」などといちいち気にするくらいなら、食べなければいいだけのこと。健康のためには、基本的に野菜中心の和食がいいと思いますが、おつき合いもあれば、たまには身体によくないのはわかっていても食べたいというときもあるのは当然です。

普段の食生活に気をつけてさえいれば、たまに不摂生をしても大きな影響はありません。健康的な食生活を送るためには、厳格にしすぎないことも必要です。何より続けること、習慣づけることが一番大切なのです。ただし不摂生な食生活が続いたら、しばらくは食生活に気をつけるなど、バランスを意識するようにしましょう。

「本来の姿形」をしているものを食べていますか?

スーパーの切り身の魚はわかっても、尾頭がついている魚全体の姿を見せると、何の魚かわからない子どもが多いといいます。

たとえばかまぼこを食べるときに「これからお魚の命をいただくんだよ。感謝して食べようね」といわれても、感謝の気持ちはなかなかわいてこないでしょう。尾頭つきの魚を食べ、おなかをえぐって味わうときに、「残酷」であることとともに感謝の気持ちも抱くのではないでしょうか。かまぼこを板からはがすときに「痛そう」とはなかなか思えないものです。

これは、子どもに対しての食育という意味だけではありません。

やはり私たちは、食物そのものの姿形のあるものを選ぶのが基本だと思うのです。かまぼこよりは魚を、ハムやウインナーよりはお肉を。加工されればされるほど添加されるものも増えていきます。

そして、食べるなら、できればその食品全体を食べるように心がけるべきだと思います。

ですから、魚なら大きな魚より小さな魚。マグロの切り身よりはメザシやシラスなど、食卓にのるものがいいですね。逆にいえば、丸ごと食べられない大きな魚やお肉はたくさん食べないほうがいいでしょう。

ひとつのものを丸ごと食べる考え方を、「一物全体《いちぶつぜんたい》」といいます。

ひとつのまとまりのあるものは、それだけでバランスが取れているのです。ひとつのまとまったものは、何か特別な働きがあるものです。食物全体をいただくということは、糖質、脂質、たんぱく質、ビタミン、ミネラルといった私たちが知っている五大栄養素では語りきれない、栄養学などではわからない、そのものの「生命力」が働いているのです。

皮つき、根っこつきといっても、もちろん可能な範囲でいいのです。お米なら玄米、野菜なら葉っぱから根っこまで、魚なら頭から尻尾まで食べることを意識しましょう。

「何を」ではなく「どんな気持ちで」食べるかも重要

食べものをいただくときに、「感謝の気持ちを大事にする」ということを私はとても大事にしています。

私は「国際感食協会」の理事長を務めています。「感食」という言葉のなかには、「つくってくださった方への感謝の気持ち」「私たちの食べものとなるために落とした命への感謝の気持ち」「五感を思いっきり使って感動して食べる」などの思いを込めています。

嫌な人と緊張した雰囲気で食事をしたら、おいしく感じられなかったという経験をしたことがあるのではないでしょうか。逆に気が置けない人とリラックスして食べる食事は、とてもおいしいはずです。同じ食事をしても、いつ、誰と、どこで、どんな気持ちで食べるかによって、「五感」をいかに使うかで、身体のなかの消化・吸収・代謝までまるで違うものになっていきます。

私は感食を理解して、脳が喜ぶ食事をすることが、代謝を高め、免疫力のアップにつながると考えています。

私は、幼い頃から病気がちの4歳年上の姉と2人姉妹として育ってきました。

入退院を繰り返している姉でしたが、私が小学校6年生の頃、久しぶりに姉が自宅で過ごしていたときのことです。姉が私にラーメンをつくってくれたのです。インスタントラーメンでしたが、病気がちな姉が、私に料理をつくってくれるなどということは、はじめてのことでした。

でき上がったラーメンを見て、私は驚きました。一面オレンジ色だったのです。そうです、そのラーメンは、私が大嫌いなにんじんで埋め尽くされていたのです。私は正直なところ、食べるのを断ろうかなと思いました。でも、せっかく姉がつくってくれたという気持ちがうれしくて、食べることにしたのです。そしてひと口食べたら、どうでしょう、「こんなおいしいラーメン、食べたことがない」というくらい、おいしかったのです。

そのとき私は子ども心にわかったのです。「ありがとうという気持ちで食べるとおいしく感じられるんだな」と。今でもそのときのことを思うと、涙が出てきますが、大事なのは、「何を」食べるかではなく、「どんな気持ちで食べるか」なのだと——。人の感情によって味も変わるのです。

その頃の私は食べものの好き嫌いの多い子どもでしたが、その日以来、好き嫌いは一切なくなりました。

この経験が今の「感食」の活動につながっています。

人間は、ただエネルギーを補給するためだけに食べるわけではありません。私たちは食べることに思いをのせることができます。これは、人間にしかできないことなのです。

「いただきます」「ごちそうさま」を世界共通語に

「いただきます」と「ごちそうさま」は世界中で日本にしかない言葉だということを知っていますか。

小さい頃から当たり前のようにいっている言葉ですから、意識している人は少ないかもしれませんが、食前、食後の両方で、食べものになってくれた命やそれを生産してくれた方、調理してくれた方などに対して感謝の言葉を述べているのは日本だけなのです。とてもすてきな食文化だと思いませんか。

私はこの食文化を世界に広めたいと思っています。「国際感食協会」の「国際」という単語には、「いただきます」「ごちそうさま」を世界共通語にしたいという思いが込められているのです。

ケニア出身の女性環境保護活動家であり、ノーベル平和賞を受賞した故・ワンガリ・マータイさんが日本語の「MOTTAINAI（もったいない）」を世界共通語にしてくれたように、世界中の人が食前・食後に「ITADAKIMASU」「GOCHISOUS

ＡＭＡ」をいうようになってほしいと、本気で思っています。

世界中の人が「いただきます」「ごちそうさま」の精神で食に接することができたら、食料事情の改善にもつながるでしょう。命をいただくという気持ちで接したら、「もったいない」という気持ちも当然出てきますし、今、日本がしているように余った食材を大量に捨てるような食料の無駄遣いも確実に減っていくと思うのです。

「私は食事を楽しんで食べています」という方もいるでしょう。でも、本当に「食べたい」という気持ちを持って純粋に食事を五感で楽しみながら食べることは、現代人には難しいことになってきてしまいました。

たとえばコンビニエンスストアにお弁当を買いに行くとします。そのとき、何を食べたいかを決めて行く方は少ないのではないでしょうか。そう、ほとんどの方が「見てから決めている」のです。もしかするとスーパーでもデパ地下でも、外食するときでもそうかもしれません。

コンビニエンスストアなどのお店では、私たちのニーズを満たすために、いろいろな食品が並べられています。親子丼もあれば焼き肉弁当もある、サンドイッチもあればおにぎりもあります。「さあ、どれにしますか？」という状態なのです。そして消費期限を過ぎ、選ばれなかった食料品の多くが残飯となってしまいます。そう考えると、誰が食べてくれるかわからないものがおいしそうに並んでいるというのはとてもリスクが高いものですし、不自然なことなのです。食糧事情の悪い国では、あり得ないことが当たり前に起こっているのです。

「和食」がユネスコの無形文化遺産に登録されましたが、私は「いただきます」「ごちそうさま」も世界に誇る無形文化遺産にふさわしいと考えています。

先ほど、姉がつくってくれたにんじんだらけのラーメンの話をしましたが、それと同じように、「感謝」の気持ちで食に接すると、食事を受け入れる身体のほうも確実に変わってくるでしょう。食事をまるでエサのように身体に流し込むのと、リラックスしたいい状態で食べるのとでは、消化酵素の分泌さえも違ってきます。

「いただきます」という言葉を発すると、脳に「これから食べます」という情報が伝わり、しっかり消化しようと働いてくれます。消化・吸収がよくなれば、免疫力も上がってくるでしょう。

言葉ひとつで食事が気持ちよくなるということ。私たちが普段忘れてしまいがちなことですが、この言葉が世界中に広まったら、いろいろなことが変わってくるのではないかと、ワクワクしています。

どう食べるか、どう生きるかは自分で決める

「いただきます」「ごちそうさま」を口に出すと、食欲をコントロールすることもできます。まず「いただきます」と声に出すと、脳に「これから食事をスタートしますよ」という指令を明確に伝えることになることはすでに述べた通りです。

脳が食事の指令をキャッチすると、自然に唾液が出てきます。唾液のなかにはアミラーゼという消化酵素が含まれているので、唾液が出れば消化力が高まります。消化・吸収がスムーズにおこなわれれば、エネルギーとしてすぐに使われやすくなり、体内に脂肪として蓄積されにくくなります。

また「ごちそうさま」と声に出せば、「これで食事は終了します」という指令を脳に明確に伝えることになります。するとダラダラ食いがなくなります。

そう、「いただきます」「ごちそうさま」は魔法の言葉であり、「パブロフの犬」と同じ

働きがあるのです。

パブロフの犬の法則とは、エサを犬にあげるときに、カランカランとベルを鳴らすようにしたところ、そのうちエサが見えなくても、ベルの音を聞くだけで犬はエサが食べられることを認識してよだれを垂らすようになったというもの。いわゆる、条件反射の実験です。

「いただきます」「ごちそうさま」もいわないで、食事を心から味わうこともなくテレビを観ながら食べていたりすると、満腹中枢にも伝わりにくくなります。テレビを観ながらダラダラとスナック菓子を食べていたら、気がついたら一袋全部食べてしまった、などという経験がある方も多いのではないでしょうか。

「いただきます」「ごちそうさま」を口に出すことは、暴飲暴食を防ぐことにもつながるのです。

多くの方が効果があると思って飲んでいる薬――しかしこれまで述べてきたように、薬以上の効果があるのは、運動、食事といった私たちの毎日の過ごし方なのです。

なぜなら、私たちのなかの100人の名医を目覚めさせ、病気から身体を守り、万一病気になったとしても、「治る力」を引き出してくれるからです。

薬に頼らない生き方というのは、いい換えれば、自分の身体とどのように向き合っていくのか、何をどのような気持ちで食べるのか、何を目標に人生を生きていくのかを考えることにほかなりません。

今からでも遅くはありません。小さなことからでも変えていけば、何歳からでもあなたの身体は必ず変わっていくでしょう。

著者紹介

宇多川久美子（うだがわ　くみこ）
薬剤師・栄養学博士（米 AHCN 大学）、ボディトレーナー、一般社団法人国際感食協会代表理事、有限会社ユアケー代表取締役、ハッピー☆ウォーク主宰、NPO 法人統合医学健康増進会常任理事。1959年千葉県生まれ。明治薬科大学卒業。医療の現場に身を置く中で、薬漬けの治療法に疑問を感じ、「薬を使わない薬剤師」を目指す。現在は自らの経験と栄養学・運動生理学などの豊富な知識を活かし、感謝・感動し五感でおいしく食べる「感食」、「量」ではなく正しい姿勢という「質」を高めて楽しく歩く「ハッピーウォーク」を中心に、薬に頼らない健康法を講演会やセミナー、雑誌などで発信している。著書『薬剤師は薬を飲まない』（廣済堂出版）、『薬が病気をつくる』（あさ出版）はともにベストセラーとなっている。国際感食協会　http://www.kanshoku-kyoukai.com/

長生《ながい》きするのに薬《くすり》はいらない

2015年 2 月10日　第 1 刷

著　者　宇多川久美子《うだがわくみこ》

発行者　小澤源太郎

責任編集　株式会社 プライム涌光
電話　編集部　03(3203)2850

発行所　株式会社 青春出版社
東京都新宿区若松町12番 1 号 〒162-0056
振替番号　00190-7-98602
電話　営業部　03(3207)1916

印　刷　中央精版印刷　　製　本　大口製本

万一、落丁、乱丁がありました節は、お取りかえします。

ISBN978-4-413-03941-3 C0077

あの人はなぜ、ささいなことで怒りだすのか
隠された「本当の気持ち」に気づく心理学
加藤諦三

The Power of Prayer
なぜ、あの人の願いはいつも叶うのか？
幸運を引き寄せる「波動」の調え方
リズ山崎

子どもの顔みて食事はつくるな！
家族みんなが病気にならない粗食ごはん
幕内秀夫

セスキ&石けんで
スッキリ快適生活
ニオイも汚れもたちまち解決する！
赤星たみこ

もう叱らなくていい！
1回で子どもが変わる魔法の言葉
親野智可等

青春出版社の四六判シリーズ

林修の仕事原論
林　修

脳を育てる親の話し方
その一言が、子どもの将来を左右する
加藤俊徳　吉野加容子

ひみつのジャニヲタ
みきーる

まんが図解
まるかじり！　資本論
的場昭弘

幸せの神さまとつながる
お掃除の作法
西邑清志